Andreas Pfingstl   Heilsame Energiearbeit

Andreas Pfingstl

Heilsame Energiearbeit

Ein Leitfaden zur geistigen Heilung in Theorie und Praxis

IDEA

Die Deutsche Bibliothek – CIPEinheitsaufnahme
Pfingstl, Andreas, Heilsame Energiearbeit – Ein Leitfaden zur geistigen Heilung
in Theorie und Praxis
Andreas Pfingstl – Palsweis, IDEA 2021
ISBN 978-3-88793-194-0

Lektorat und Korrektorat: Esther H. Norman, www.esther-norman.de
Layout und Illustrationen: Albert Bauer
Umschlaggestaltung: Mia Design, München

ISBN 978-3-88793-194-0

www.idea-verlag.de

Wichtiger Hinweis/Haftungsausschluss

Die in diesem Buch veröffentlichten Inhalte sowie die darin aufgeführten Methoden beschreiben meinen Weg, wie ich als Heiler arbeite und Betroffene anleite.
Alle Vorschläge in diesem Buch sind frei und unverbindlich. Sie erheben nicht den Anspruch auf Vollständigkeit, sondern geben einen Einblick in die Möglichkeiten, die sich durch die Energiearbeit ergeben.
Eine Garantie oder Haftung dafür kann jedoch weder vom Autor noch von anderen an der Veröffentlichung beteiligten Personen und/oder Institutionen übernommen werden.

Solltest Du an einer körperlichen und/oder psychischen Krankheit oder an den Auswirkungen nicht bewältigter Traumata leiden, bitte ich Dich ausdrücklich, dies von professioneller ärztlicher und/oder therapeutischer Seite abklären und behandeln zu lassen.

Bitte übernimm Eigenverantwortung für Dein Handeln und Wohlergehen!

Inhaltsverzeichnis

Vorwort

Ich habe meinen sehr einfachen, erdigen und pragmatischen Weg gefunden, mich und meine Kunden als Heiler zu unterstützen. Dieses Buch beschreibt kurz und prägnant die theoretischen Grundlagen und deren praktische Umsetzung. Es ist das Ergebnis meiner jahrzehntelangen Auseinandersetzung mit Spiritualität, Esoterik und Energiearbeit.

Mit 19 Jahren war ich Zivildienstleistender der psychosomatischen Schön Klinik in Prien. Dort lernte ich die Stationsärztin Theresa kennen und pflege seitdem eine langjährige Freundschaft mit ihr. Sie führte mich in die Welt der Spiritualität, der Meditation und der Esoterik und begleitete mich mit ihrem Wissen und ihren Fähigkeiten durch manche herausfordernde Zeit. Unter anderem zeigte sie mir Klopftechniken der EFT (*Emotional Freedom Technique,* also Techniken der Emotionalen Freiheit) und Methoden der Quantenheilung.

Am Ende meines Referendariats als Lehrer für berufsbildende Schulen bekam ich das Pfeiffersche Drüsenfieber (Mononukleose). Der auslösende Epstein-Barr-Virus, welcher zur Gruppe der Herpesviren gehört, kann ähnlich wie der Lippenherpes immer wieder aktiv werden. Die Schulmedizin bietet keine wirksame Behandlung, weder in der aktiven noch der passiven Zeit. Daher wandte ich mich an eine Heilpraktikerin, um den Virus in den Griff zu bekommen. Sie half mir in hervorragender Weise weiter und zeigte mir zudem Methoden der Energiearbeit, um an meinen Themen zu arbeiten.

Da ich mehr über diese Art der Behandlung erfahren wollte, begann ich mit 38 Jahren die Ausbildung zum Geistheiler bei der Heilerin Monika Hasenknopf-Mairhofer. Zwei intensive Jahre lang lernte und übte ich das energetische Heilen und befasste mich dabei eingehend mit meinen eigenen Themen.

Ich möchte mich ganz herzlich bei diesen großartigen Menschen bedanken, die mich auf meinen Weg geführt, begleitet und weitergebracht haben. Ihrem Wissen und ihrer Fähigkeit, dieses an mich weiterzugeben, verdanke ich auch dieses Buch.

Nach vielen kleinen und großen Herausforderungen in meinem Leben, welche mit Wissen und Fertigkeiten sowie deren Überprüfung zu tun hatten, eröffnete sich mir die Heiltätigkeit ganz unkompliziert und ohne Anstrengung.
Für die wirklich großen Dinge im Leben muss man sich nicht anstrengen.
Um zu dieser Erkenntnis zu gelangen, war es aber scheinbar nötig, die folgenden Hürden mit Fleiß und Biss zu bewältigen.
Bis zur 6. Klasse lief alles, oft als regelrechter Musterschüler, noch problemlos. Dann kamen die schulischen Hürden von einer hart erarbeiteten Mittleren Reife übers Fachabitur bis hin zur fachgebundenen Hochschulreife und dem Abschluss zum Diplom-Handelslehrer an der LMU München.
Die Ausbildung zum Versicherungskaufmann und die Bewältigung des Referendariats zum Lehramt für berufliche Schulen durfte ich mir ebenfalls hart erarbeiten.
Und sportlich meisterte ich mit viel Schweiß die Herausforderungen wie das Erklimmen des 3. Dans (dritter schwarzer Gürtel) im Ju-Jutsu, der Trainerlizenzen C, B, A und mehrerer weiterer Instructor-Titel im Kampfkunstbereich.

Die Ausbildung zum Geistheiler fühlte sich dagegen stets leicht, schön und spannend an. Es hieß immer, ich wäre so fleißig, dabei

hatte ich einfach Feuer gefangen und machte das, worauf ich Lust hatte. Im Nachhinein betrachtet wurde und werde ich geführt.
Bei einem Channeling im Rahmen meiner Ausbildung zum Geistheiler wurde mir folgende Beschreibung für meine heilerische Tätigkeit zugetragen:
„Heilender Lehrer und lehrender Heiler."
Ich empfinde diese Beschreibung als sehr stimmig, da ich in der Arbeit mit den Klienten versuche, ihr Potenzial auszuschöpfen und bemüht bin, jedem Einzelnen seine Fähigkeiten und Möglichkeiten aufzuzeigen. Ich leite sie an und ermutige sie, die Energiearbeit auch ohne mich zu nutzen. Ich verfolge bei meiner Behandlung den Grundsatz „Hilfe zur Selbsthilfe".

Ich verstehe dieses Buch als die Fortführung meines Weges zu einem breiteren Publikum hin.

Meine Berufung gefunden zu haben ist ein unglaublich großes Geschenk. Meine Gabe und mein heilerisches (Selbst-)Verständnis teile ich mit meinen Klienten und nun möchte ich dies auch an Dich weitergeben.

Einleitung

In unserer modernen wissenszentrierten Gesellschaft glauben viele Menschen nur noch, was wissenschaftliche Studien belegen, Institute veröffentlichen oder hochrangige Gelehrte dozieren.
Gleichzeitig ist der Zugang zur Spiritualität inzwischen zunehmend etwas für fundamentalistische Religiöse oder Esoteriker.
Begriffe wie Metaphysik oder feinstoffliche Energie werden skeptisch und ungläubig betrachtet und als Spinnerei abgetan.

Für den schlechten Ruf von Hexen oder Heilern haben natürlich auch die Kirchen und entsprechende Hetzkampagnen seit dem Mittelalter gesorgt. Die Energiearbeit ermächtigt das Individuum und schmälert die Machtposition einer geistigen Führerschaft.
Das Verteufeln von Bräuchen und Ritualen, die rational nicht greifbar waren, wirkt bis heute nach und lässt Menschen Angst vor schwarzer Magie, dunklen Energien oder Wesenheiten haben.

Für mich eröffnete die Energiearbeit unglaubliche Möglichkeiten und veränderte mein Weltbild komplett.
Energiearbeit basiert auf der Annahme, dass wir eine Seele haben und diese eine Energieform ist. Energie interagiert und reagiert und beeinflusst dadurch auch unser Befinden, psychisch und körperlich. Dafür muss weder ein Zaubertrank noch eine Tinktur gebraut und auch kein schamanischer Tanz aufgeführt werden.
Energie ist prinzipiell weder hell noch dunkel: Nutzen wir sie für die Heilung von uns oder anderen, die dies wünschen, ist daran nichts Verwerfliches zu finden, ganz im Gegenteil.

Die Energiearbeit liegt in unserer Natur und wir dürfen sie wiederentdecken und bewusst einsetzen lernen. Unter Berücksichtigung einiger weniger Grundsätze ist ihre Anwendung völlig bedenkenlos. Ich nutze sie täglich für mich und andere, um Traumata, energetische Blockaden, seelische Beschwerden und vieles mehr zu lösen und um Krankheiten vorzubeugen oder deren Genesung zu unterstützen. Die Energiearbeit eröffnet eine völlig neue Perspektive auf Krankheiten, Beschwerden und Konflikte.

„Wie heile ich?" ist der Titel einer meiner Seminarreihen und darf auch als Motto dieses Buches verstanden werden. Der Titel ist bewusst dreideutig gewählt.
Erstens erläutere ich, wie ich Menschen als Heiler unterstütze, zweitens zeige ich Wege auf, wie Du Dich und drittens, wie Du andere in Heilung bringst.
Der Weg ist immer der gleiche und basiert auf der Vereinfachung von Methoden, die ich erlernen und erfahren durfte. Im Kern bin ich der Meinung, dass die Seele als Mensch inkarniert ist, um zu fühlen und zu spüren. Unterdrücken wir Gefühle und verdrängen wir Emotionen, sucht sich die Seele andere Wege, um uns zum Ausleben der Emotionen zu bewegen, z. B. durch Krankheiten und Beschwerden. Im Umkehrschluss bedeutet dies, dass es heilsam und problemlösend wirkt, wenn wir Emotionen und Gefühle zulassen und ausleben. Eine ausführliche Anleitung dafür ist im Praxisteil im Rahmen der „Energiehygiene" zu finden.
Mein Anliegen ist es, mein erfahrbares Wissen möglichst kurz und prägnant weiterzugeben, um eine schnelle und einfache Möglichkeit aufzuzeigen, ein gesundes und zufriedenes Leben zu führen.

Vertrauen ist die Basis für die Heilarbeit, Kontrolle wird überschätzt. Meiner Meinung nach sind wir als Menschen gar nicht im Stande, wirklich zu verstehen, wie alles zusammenhängt, und dies ist auch nicht erforderlich. Unser Gefühl und unsere Intuition leiten uns auf dem Weg. Der aus dem Verstand, dem Ego kommende, vermeintlich perfekte Weg oder das angestrebte Ziel, das wir erreichen wollen, sind oft nicht die beste Lösung, die unsere Seele für uns vorsieht.

Ich empfehle Dir: Vertraue Deiner Seele und überlasse ihr die Richtung. Sei gnädig mit Dir, der Welt und Deinen Mitmenschen!

Dieses Buch ist in zwei Hauptteile gegliedert. Zum einen in den Theorieteil, in dem ein grundlegendes Verständnis für die relevanten Begriffe und Objekte geschaffen werden soll. Zum anderen in den Praxisteil, in dem Heilmethoden erklärt und angeleitet werden. Der Praxisteil untergliedert sich wiederum in die fünf Bereiche „Schema der nachhaltigen Energiearbeit“, „Energiehygiene“, „Energiearbeit für den Alltag“, „Geistheilung“ und „Praxisbeispiele“.

Der erste Bereich behandelt das Schema der nachhaltigen Energiearbeit, der zweite Bereich die Energiehygiene, die die Grundpfeiler meiner Energiearbeit darstellen und daher an den Beginn gestellt wurden. Der dritte Bereich beschreibt die Energiearbeit, die den Alltag angenehmer und schöner gestalten kann.

Der vierte Bereich beschäftigt sich mit Heilmethoden, die man für sich selbst oder für andere anwenden oder nutzen kann. Um ein besseres Verständnis für die verschiedenen Ebenen zu schaffen, unterscheide ich zwischen der menschlich-irdischen und der seelisch-himmlischen Ebene. Die wenigen zu beachtenden Vorgaben für die Behandlung von anderen sind im Theorieteil unter „Vorgaben für die Energiearbeit“ zu finden.

Der fünfte und letzte Bereich erläutert ein paar Beispiele aus meiner Praxis als Geistheiler, um Dir als Leser einen kleinen Eindruck von meiner Arbeit mit meinen Klienten zu vermitteln.

Theorieteil

Für ein tieferes und besseres Verständnis meiner Heilmethoden möchte ich im Folgenden einige Begriffe erklären bzw. meine grundlegenden Annahmen darlegen, auf denen mein geistiges Heilen basiert.
Alle Inhalte entspringen zahlreichen Quellen und Lehrinhalten, die mein Gefühl und meine Intuition für wirklich befunden haben, oder eigenen Visionen.
Es geht mir nicht darum, absolutes Wissen wiederzugeben, da dieses aus meiner Sicht gar nicht existiert. Vielmehr möchte ich Dir die Basis für meine Heilarbeit erläutern und zugänglich machen.

Als besonders empfehlenswerte weiterführende Quellen empfinde ich folgende Bücher:

Krankheit als Weg. Deutung und Bedeutung der Krankheitsbilder – Thorwald Dethlefsen & Ruediger Dahlke, Bassermann Verlag.

Leben im Jetzt. Lehren, Übungen und Meditationen aus „The Power of Now“ – Eckhart Tolle, Arkana Verlag.

Seelenverträge. Band I. Absprachen in Liebe – Leila Eleisa Ayach, Smaragd Verlag.

Intelligente Zellen. Wie Erfahrungen unsere Gene steuern – Bruce H. Lipton, Koha Verlag.

Was die Seele krank macht und was sie heilt. Die psychotherapeutische Arbeit Bert Hellingers - Thomas Schäfer, Droemer Knaur Verlag.

Dein Körper sagt: „Liebe dich!“. Die metaphysische Bedeutung von über 500 Gesundheitsproblemen mit ihren emotionalen, mentalen und spirituellen Ursachen – Lise Bourbeau, Windpferd Verlag.

Heile deinen Körper. Seelisch-geistige Gründe für körperliche Krankheit – Louise L. Hay, Lüchow Verlag.

Was will mir mein Körper sagen? – Robert Betz, Hörbuch.

Bist Du bereit, die einfachen, aber unbequemen Zusammenhänge von Krankheit und Gesundheit zu erkennen?

Es gibt niemanden außer Dir, der dafür verantwortlich ist!

Seele vs. Ego

Unsere Seele ist Energie, welche mit einer Ausrichtung und mit einer Art Bewusstsein ausgestattet ist. Sie ist mit allem verbunden und braucht weder Raum noch Zeit. Seelenanteile können auf andere Menschen bzw. deren Seele übergehen. Dies geschieht in der Regel bei einer tiefen Verbindung der Seelen während einer Inkarnation, z.B. durch eine starke Liebesbeziehung zwischen zwei Menschen.

Unser Ego ist das Ich-Bewusstsein. Dadurch entsteht das Innen, Ich, und das Außen, die Anderen oder das Andere. Das Ego ist getragen von unserem Verstand, also dem Denken und dadurch auch begrenzt.

Während des Lebens als Mensch auf der Erde geht es im Kern darum, zu fühlen und zu spüren. Dafür brauchen wir einen Körper und die Polarität von Tag-Nacht, Leben-Tod, Mann-Frau, Bewusstsein-Unbewusstheit usw.. Und wir brauchen das empfundene Nicht-Verbunden-Sein, dies ermöglicht uns unser Ego. Denn als Seele sind wir sowohl verbunden mit, als auch ein Teil der universellen Energie, die alles umgibt und durchdringt und für die es keine Begrenzungen durch Raum und Zeit gibt. Nur durch diese Gegebenheiten ist es möglich, so intensiv zu fühlen, wie wir das tun. Dadurch entsteht unsere vermeintliche Realität.
Jede Beschwerde, jede Krankheit zeigt uns ein nicht gelebtes Gefühl. Unsere Seele wünscht sich diese Erfahrung. Sie führt uns zur Lösung des Themas, indem sie mithilfe von Beschwerden, Krankheiten und (Re-)Aktionen des Umfeldes darauf aufmerksam macht.
Das Gesetz der Anziehung bringt uns genau die Menschen in unser Leben, welche wir brauchen, um auf unsere Themen aufmerksam gemacht zu werden und sie dann lösen zu können. Ziehst Du also das Schwere und Destruktive magisch an, so darfst Du davon ausgehen, dass es in Dir entsprechend aussieht. Aber auch wenn Du immer der

Retter bist oder sein möchtest, gibt es ein entsprechendes Muster und Thema in Dir.

Meiner Meinung nach sind wir freiwillig in dieses Leben inkarniert, um Emotionen zu spüren und zu erleben und an Themen zu reifen. Keiner muss hier sein oder wurde gar durch sein Leiden bestraft. Niemand muss wiederkommen, wenn das seine Seele nicht möchte. Es hängt ausschließlich an unserer Bewertung, ob wir dieses Leben als Geschenk oder als Last sehen. Die Seele ist Energie und eine Energie kann nichts fühlen, sie hat aber eine Ausrichtung und wohl eine Art Bewusstsein.
Es gibt ältere und jüngere Seelen. Seelen, die schon oft auf der Erde waren und solche, die zum ersten Mal hier sind. Einen echten Unterschied macht das aus meiner Sicht aber nicht. Wir neigen sehr oft dazu, Seelen nach menschlichen Prinzipien bewerten und einordnen zu wollen. Ich glaube nicht, dass diese Denkweise der spirituellen Welt, der göttlichen, der universellen Energie und unserer Seele als Teil dieser Welt und dieser Energie auch nur annähernd gerecht wird.

Auch im Hamsterrad hat man die Freiheit, sich so zu bewegen, wie man es für richtig hält.

Seelenplan

Wenn wir auf die Erde kommen, bringen wir einen Plan mit, der als Seele vereinbart wurde. Dieser umfasst folgende Dinge:
Mit welcher Konstitution und in welche Konstellation werden wir geboren?
Wer sind unsere Eltern, Geschwister oder wichtigen Personen?

Was sind unsere Grundthemen?

Diese Dinge wurden als Seele abgesprochen und festgelegt, um uns die Erfahrungen zuteilwerden zu lassen, die wir wollen oder brauchen. Das bedeutet: Unsere Seele hat mit den Seelen der für unser Leben wichtigen Menschen vereinbart, was ihre Rolle sein soll. Menschen, die uns Leid zufügen oder Liebe schenken, machen dies aufgrund der seelischen Absprachen.

Der Seelenplan ist relativ stabil, aber nicht unveränderbar. Es sollte dennoch immer beachtet werden, dass der Seelenplan dem Wunsch unserer Seele entspricht. In ihm liegen die Reifungswünsche, die für dieses Leben vorgesehen wurden. Ein Annehmen des Seelenplans erscheint mir daher sinnvoller als der Wunsch, diesen unbedingt zu verändern. Warum sollten wir mit unserem ziemlich begrenzten Bewusstsein schlauer und weiser sein als unsere Seele?

> *Man kann sich einige Dinge erarbeiten, die wirklich großen bekommt man aber vom Schicksal geschenkt.*

Erde und Himmel, irdisch und seelisch

Um meine heilerische Arbeit etwas zu strukturieren, unterscheide ich zwischen den beiden Ebenen irdisch--menschlich und himmlisch-seelisch.

Die irdisch-menschliche Ebene kann der Erde, die himmlisch-seelische Ebene dem Himmel zugeordnet werden.

Unter der irdisch-menschlichen Ebene wird alles, was mit unserem Leben als Mensch im Hier und Jetzt zu tun hat, verstanden.

Die himmlisch-seelische Ebene steht für alles, was die Seele in dieses Leben mitgebracht hat, wie das Karma, die Ahnenlast und ihren Seelenplan und für alles Transzendente der anderen Seite, also dem Himmel.
Den Himmel verstehe ich aber nicht als Paradies, sondern einfach als eine feinstoffliche Ebene, in der alles nur Energie und Bewusstheit ist.

Es gibt keine Hölle.

Die Hölle erschaffen sich die Menschen auf der Erde selbst, indem sie in eingenommenen Rollen und Positionen verharren und nicht den Mut oder die Kraft haben, etwas zu verändern.

Themen und Muster, Glaubenssätze und Schatten-Themen

Durch den Seelenplan oder aktuelle Gegebenheiten können Themen und Muster entstehen.
Themen sind Konflikte, Herausforderungen, Konstellationen usw., die uns mit Emotionen konfrontieren und wenigstens mittelfristig Bestand haben.
Es gibt Themen, die als emotionale Verfestigung entstanden sind, z.B. unbewusste, verdrängte Emotionen oder Traumata. Diese sind oft in diesem Leben entstanden und veränder- und auflösbar.
Daneben gibt es Themen, die durch den Seelenplan mit in dieses Leben gebracht wurden. Sie sind wichtig für unsere Reifung und Entwicklung. Diese Themen sind veränderbar, aber oft nicht auflösbar und sie sollten in der Regel auch nur ganz leicht modifiziert werden. Sonst würden wir unsere menschlichen Bedürfnisse über die Wünsche

unserer Seele stellen, dafür haben wir weder die Weisheit noch den Überblick.
Die schwierige Beziehung zu den Eltern, große fordernde Liebschaften, der Vorgesetzte in der Arbeit oder die eigene Familie können Themen sein. Themen kann man im Außen angehen, indem man etwas im Außen verändert, z.B. seine Arbeitsstelle wechselt. Man kann es aber auch im Innen verändern, das bedeutet, man verändert z.B. die Perspektive oder die emotionale Belastung.

Themen führen zu körperlichen und/oder psychischen Beschwerden. Die Beschwerden weisen uns auf das Thema hin und drängen uns dazu, es zu lösen. Die „Somatik der Seele“ führt uns über die körperliche Beschwerde zum seelischen Thema oder Muster.

Sind wir nicht imstande, ein Thema wahrzunehmen, handelt es sich um ein Schatten-Thema. Um Schatten-Themen aufzudecken, hilft es, seine Beschwerden und die Reaktionen und Handlungen unserer Mitmenschen im Auge zu haben. Jeder Kommentar, der einen be-trifft, „trifft“ einen und hat ein Thema in einem selbst als Ursprung.
Sehr häufig kann man beobachten, wie Menschen ihre Themen verdrängen und durch die „3 S“ Saufen, Sport oder Shoppen kompensieren.

Es gibt drei grundsätzliche Wege ein gefundenes Thema zu lösen:

1. Verändere Dein Außen: Entziehe Dich der Situation, konfrontiere Deine Umwelt mit dem Thema oder finde einen Kompromiss, mit dem Du gut leben kannst.
2. Verändere Dein Innen: Nimm die Gegebenheiten an, bearbeite Dein Thema oder verändere Deine Überzeugung.
3. Kombiniere 1. und 2.: Also verändere Dein Außen, aber schaue Dir auch das Innen mit an. Sonst läufst Du eventuell

Gefahr, bei der nächsten Gelegenheit in einer anderen Konstellation im Außen wieder mit dem gleichen inneren Thema konfrontiert zu werden.

Muster sind gelernte, konditionierte oder übernommene Verhaltens- oder Denkweisen.
Destruktive Glaubenssätze wie „Liebe muss man sich verdienen" oder „Ich bin nur etwas wert, wenn ich viel leiste" sind Beispiele für hinderliche Denkmuster. Muster können dazu führen, dass wir uns energetisch destruktiv verhalten, mit ähnlichen Resultaten wie bei Themen.
Beispiele für ungünstige Verhaltensmuster sind unterwürfiges, gleichgültiges oder ablehnendes Verhalten gegenüber uns selbst, unseren Eltern, dem anderen oder eigenen Geschlecht, dem Partner, den Kindern usw….
Muster sind in der Regel in diesem Leben entstanden und sowohl veränder- als auch auflösbar.

Der energetische Umgang mit Themen und Mustern ist im Praxisteil ab dem „Schema der nachhaltigen Energiearbeit" nachzulesen.

Dein Körper und Deine Mitmenschen zeigen Dir jeden Tag Deine Themen.
Schau sie Dir doch einmal an!

Zwiebelprinzip

Die Metapher der Zwiebel hilft uns, die Eigenschaften von Themen zu verstehen. Zwiebeln bestehen aus einzelnen Schichten, die sich wie die Jahresringe eines Baumes um den Mittelpunkt formen. Kleine

Themen können nur eine Schicht betreffen, dann ist man das Thema los, wenn man die eine Zwiebelschicht bearbeitet hat. Große Themen betreffen aber mehrere Schichten und können sogar bis ins Zentrum reichen. Beim Ablösen Schicht für Schicht kommt ein großes Thema immer wieder zum Vorschein, es verändert sich aber in der Qualität und der Intensität. Ein Thema mit den Eltern oder einer großen Liebe kann so ein intensives umfangreiches Thema darstellen, welches uns ein Leben lang begleitet. Wir sind sozusagen verwickelt und können uns ent-wickeln, Schicht für Schicht.

Die tiefsten und schmerzlichsten Momente bergen die Chance einer großen, heilenden Richtungsveränderung.

Opfer-Täter-Retter

In jeder Inkarnation üben wir verschiedene Rollen aus. Wir sind Opfer, Retter, aber ebenso Täter. Die als Täter erworbene karmische Last wirkt in die aktuelle und eventuell die nachfolgenden Inkarnationen. Wir benötigen diese Rollen, um uns gegenseitig zur Bewältigung dieser Emotionen und zur Reifung zu verhelfen.
Daher gibt es kein Gut gegen Böse. Alles hilft uns, unseren Seelenplan zu erfüllen und ist daher gut. Es gibt auch kein falsch, da alles richtig für unsere Reifung und Entwicklung ist.

Die Opfererfahrung braucht einen Täter. Eine Seele stellt sich dafür zur Verfügung, samt der karmischen Last für die nächsten Inkarnationen. Das ist ein großes Geschenk und dafür dürfen wir der Seele danken und sie ehren. Die Handlung des Menschen hingegen müssen wir nicht entschuldigen; als Mensch darf, soll und muss er die energetische Last für seine Taten tragen, in diesem und/oder in weiteren Leben.

An dieser Stelle möchte ich kurz vorgreifen und die beiden von mir definierten Ebenen ausführlicher erklären.
Es erscheint mir für das Verständnis sinnvoll, die menschlich-irdische Ebene von der seelischen Ebene zu unterscheiden. Die menschliche Ebene steht für das, was wir als Menschen hier erfahren, fühlen und wahrnehmen können. Auf dieser Ebene ist es wichtig, dass die Verantwortungen von den Menschen getragen werden, die durch ihre Taten energetische Lasten erzeugt haben.

Die seelische Ebene steht für das Himmlische, Überirdische und körperlose Energetische. Auf dieser Ebene herrscht Harmonie, weshalb es sinnvoll ist, diese Ebene zu nutzen, um auch mit ungeliebten Menschen wieder Harmonie herzustellen.

> ***Selbstliebe heißt, sich so zu lieben, wie man ist, ohne Wenn und Aber. Wer sich liebt, muss nicht mehr gefallen.***

Karma

Karma ist aus meiner Sicht eine Art energetischer Last, welche wir aus unserer seelischen Vergangenheit, vor allem aus unseren Vorleben, mitgebracht haben. Eine karmische Last kann zu psychischen und körperlichen Beschwerden oder schädlichen Neigungen wie beispielsweise einer Sucht im aktuellen Leben führen.

Karma entsteht in der Regel durch Schuld, die man während seiner Inkarnation als Mensch auf sich geladen hat.

An dieser Stelle möchte ich meine Sichtweise deutlich von den üblichen spirituellen Anschauungen abgrenzen. Ich verstehe Karma weder als ein dogmatisches Ursache-Wirkungs-Prinzip, bei dem jede Handlung zwingend eine Folge haben muss, noch entsteht Karma für mich aus guten oder bösen Handlungen, die wiederum ihre Konsequenzen nach sich ziehen. Aus meiner Sicht geht es eben nicht darum, für eine vorangegangene Handlung belohnt oder bestraft zu werden, es geht ausschließlich um die selbst auferlegte energetische Last durch eine übernommene Schuld.

Wer entscheidet, welches Verhalten zu einer Schuld führt? Für diese Frage kann es folglich nur eine Antwort geben: wir für uns selbst. Wenn wir uns schuldig fühlen, tragen wir auch die energetische Last dafür. Diese Schuld muss noch nicht einmal von außen nachvollziehbar sein. Wenn ein Kind beispielsweise die Schuld dafür trägt, dass sich die Eltern getrennt haben, macht das für uns als Beobachter wenig Sinn, die Schuld lastet dennoch auf den Schultern des Kindes. Fühlen wir uns aber im Recht und eben nicht schuldig, entsteht auch keine energetische Last und kein Karma. Ein Selbstmordattentäter, der überzeugt davon ist, mit seiner Tat die Welt zu einem besseren Ort zu machen, trägt keine Schuld und damit auch keine energetische Last.

Die aktuelle Inkarnation stellt für mich nicht das Ableisten oder Abfeiern einer vorher erworbenen Last oder eines erarbeiteten Guthabens dar. Wir selbst, als Seele, wählen das Leben und die Aufgaben, in die wir inkarnieren und kreieren unseren Seelenplan.

Karma ist in den meisten Fällen relativ leicht aufzulösen, wenn der Betroffene dies wünscht. Letztlich geht es darum, sich selbst für vergangenes Handeln zu verzeihen. Da dieses Handeln aufgrund des Seelenplans als Mensch nicht frei gewählt wurde, sollte das Verzeihen kein allzu großes Thema sein.

Die Last des Karmas ist für unser Leben im Jetzt scheinbar nicht mehr relevant. Meine heilerische Erfahrung zeigt jedenfalls, dass diese Last im Hier und Jetzt aufgelöst werden kann und darf (siehe „Karma lösen" im Praxisteil).

> *Kinder bis zu einem Alter von ca. 6 Jahren haben kaum eigene Themen, da sie sehr bei sich und im Hier und Jetzt sind.*
>
> *Sie tragen aber häufig karmische Lasten aus ihren Vorleben, Ahnenlasten und Themen ihres Umfeldes mit.*

In der nachfolgenden Abbildung ist der Zusammenhang zwischen dem Menschen im Hier und Jetzt, seiner Ahnenverbindung und seinem Karma verdeutlicht. Alles wirkt sich auf das aktuelle Leben, die aktuelle Inkarnation aus.

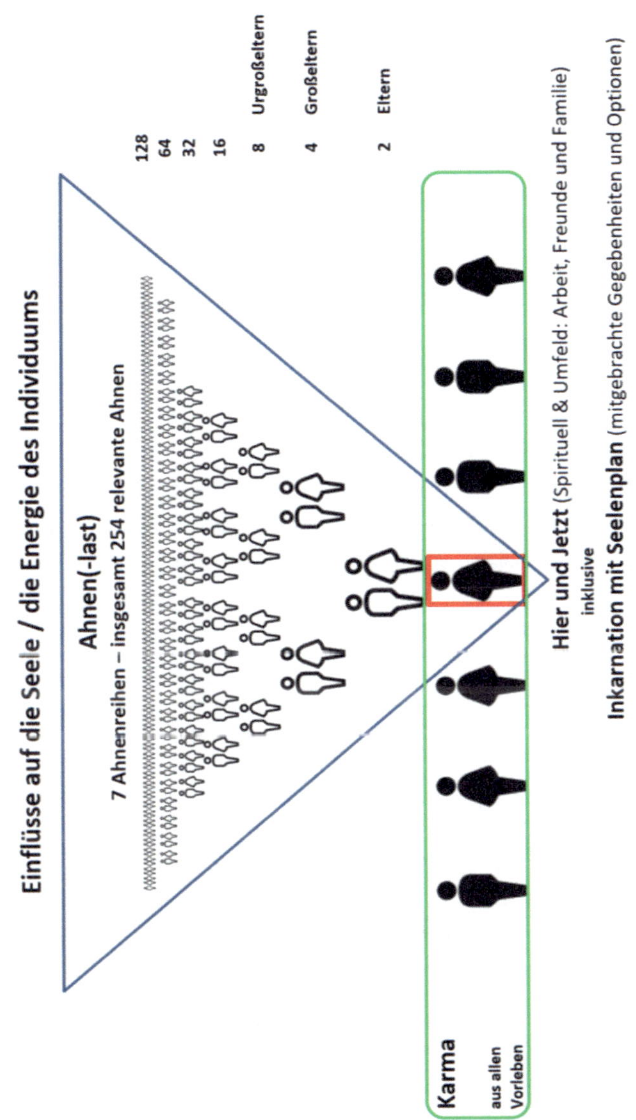

Abbildung 1: Energetische Einflüsse auf die aktuelle Inkarnation

Ahnen(-last)

Hat sich ein Ahne z.B. eine Schuld nicht verziehen und ist mit dieser Schuld gestorben, kann diese energetische Last auf die Nachkommen übergehen. Relevant sind die letzten sieben Generationen (siehe Abbildung 1), angefangen bei den Eltern zu den Großeltern, den Urgroßeltern usw. Insgesamt sind das 254 Seelen, die Einfluss auf uns nehmen. Erbkrankheiten, Anfälligkeit für Sucht oder Fettleibigkeit können darin begründet sein. Wie beim Karma ist es im Hier und Jetzt möglich, Teile oder die gesamte Ahnenlast aufzulösen (siehe „Ahnenarbeit“ im Praxisteil).

Die Ahnen können uns aber auch viel Energie zukommen lassen, wenn wir an sie angebunden sind. Die Anbindung erfolgt in der Regel über das energetische Annehmen der Eltern. Eine Anbindung ist sehr empfehlenswert und hilfreich für den persönlichen Energiehaushalt. Auch wenn kein oder ein schlechter Kontakt zu den Eltern besteht, ist es dringend zu empfehlen, sich an die Seelen der Eltern anzubinden, um so die Stärkung durch die Ahnen zu erfahren.

Alles ist gut und richtig!

Jede Haltung oder Meinung zu einer Sache ist eine Bewertung und schließt den Gegenpol aus. Diese Positionierung schafft einen Widerstand und damit eine Energieblockade samt ihren Folgen.

Alles anzunehmen, so wie es ist, lässt die Energie fließen.

Energie

Alles ist Energie. Auch in der Physik spricht man von der Masse-Energie-Äquivalenz. In Versuchen wurde belegt, dass Energie zu Materie (wie z.B. in der Urknalltheorie) und Materie wieder zu Energie werden kann, wie beispielsweise bei der Kernspaltung.
Für den heilerischen Kontext steht Energie aber nicht für die grobstoffliche (aktuell messbare) Energie der Physik, sondern für eine feinstoffliche, der Wissenschaft noch nicht zugängliche Energie. Diese Energie ist aber spürbar und erfahrbar. Liebe, Anziehung, Unwohlsein gegenüber etwas oder einer Person, Lebensenergie, das Gefühl beim Betreten eines Raums, Heilenergie oder die göttlich-universelle Energie sind einige Beispiele für die Ausformungen dieser Energie. Weitere Begriffe für diese Energie und deren Ausformungen sind morphische und morphogenetische Energie, Urfeldenergie usw.

Wie in der nachfolgenden Abbildung veranschaulicht, beinhaltet die feinstoffliche Energie die Informationen der geistigen Ebene. Diese Informationen manifestieren sich in der psychischen und physischen Ebene und werden so grobstofflich. Die manifestierten Dinge wirken ebenfalls in die geistige Ebene, jedoch etwas schwächer. Beispiele für diese Wechselwirkungen wären die Geburt eines Kindes, das durch die Informationen der geistigen Ebene entsprechende psychische und physische Eigenschaften mit in diese Inkarnation bringt. Beim Heranwachsen des Kindes macht es verschiedenste emotionale Erfahrungen, diese entstehen durch körperliche und oder psychische Ereignisse, die sich auch auf die Seele des Kindes und das kollektive Bewusstsein auswirken.

Der Übergang von feinstofflich zu grobstofflich ist nicht trennscharf. Ein Gedanke ist sowohl feinstofflich (geistig) als auch grobstofflich (Hirnströme).

Die drei Ebenen sind im Kollektiv und für jedes Individuum wirksam. Auch hier gibt es Wechselwirkungen, das Kollektiv beeinflusst die Individuen und die Individuen nehmen Einfluss auf das Kollektiv geistig, psychisch und physisch.

Ebenen der Stofflichkeit

Wechselwirkung	Ebene	Stofflichkeit	Kollektiv	Individuum
	geistige Ebene	feinstofflich	Information	Intuition Fühlen
	psychische Ebene		Kognition	Gedanken Instinkt Triebe
	physische Ebene	grobstofflich	Materie	Gehirn Körper

größere kleinere
Wirkung

Abbildung 2: Ebenen der Stofflichkeit

Unsere Seele besteht meiner Ansicht nach ebenfalls aus dieser feinstofflichen Energie. Unsere Seelenenergie interagiert mit anderen Energien und Seelen, daher ist es sinnvoll, regelmäßig eine „Energiehygiene“ durchzuführen (siehe Praxisteil).

Diese Energie der Seele bildet einen Energiekörper, dieser zeigt sich in Form der Aura im und um den physischen Körper (siehe Abbildung 3). Der Energiekörper beinhaltet auch unsere Chakren. Man spricht von sieben Hauptchakren, welche sich entlang der Wirbelsäule im Körper von unten nach oben anordnen. Sie sollten für einen freien Energiefluss geöffnet sein.

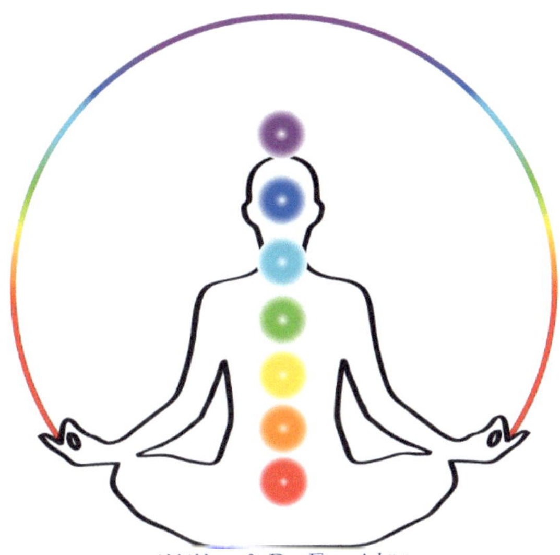

Abbildung 3: Der Energiekörper

Jede Auseinandersetzung, jeder Konflikt im oder mit dem Außen führt zu einem Widerstand im Innen und zu Energieblockaden. Wenn also das eigene Wollen oder Müssen gegen unser Gefühl, dem, was die Seele will und was einem guttäte, arbeitet, entsteht dadurch eine Spannung. Diese Spannung kann sich energetisch im Körper manifestieren und den Energiefluss blockieren. Besteht eine Energieblockade zu lange, kann das zu Krankheiten führen.

Energie fließt, wenn man im Einklang mit sich und der Welt ist. Mehr braucht es nicht.

Mitfühlen vs. Mitleiden

Wir sprechen von Mitgefühl und von Mitleid, oft ohne dies genauer zu differenzieren. Für die Energiearbeit ist es aber essenziell, diese beiden Haltungen zu unterscheiden.

Mitgefühl meint das Mit- oder Einfühlen in eine andere Person, also das Empathischsein, jedoch ohne dabei Energie zu verlieren. Man fühlt das Gegenüber, bleibt aber in seiner Stärke.

Mitleiden meint dagegen das Anteilnehmen am Schicksal der anderen Person, inklusive eines Energieverlusts. Das bedeutet, weil es der anderen Person schlecht geht, geht es mir nun auch schlecht.

Auch wenn das Mitleiden oft als ein gesellschaftlich gewünschtes Verhalten verstanden wird, ist es energetisch ungünstig.

Leidet man mit, hat nicht nur der ursprünglich betroffene Mensch keine Energie mehr, sondern man wird selbst zum Betroffenen, der Energie verliert. Keiner kann dem anderen jetzt mehr helfen, aus dem Tief herauszukommen.

Eine schöne Metapher für die sinnvollere Vorgehensweise hörte ich von einer Schülerin:

Wenn ein Kind in den Brunnen gefallen ist, springst Du dann hinterher oder bleibst Du oben stehen, um das Kind aus dem Brunnen zu ziehen?

Um dem Kind helfen zu können, ist es notwendig in seiner Kraft zu bleiben, um das Kind nach oben ziehen zu können. Das ist eben mitfühlend und nicht mitleidend.

Es ist also hilfreich, in seiner Energie zu bleiben, um dem Leidenden auch tatsächlich mit Rat und Tat zur Seite stehen zu können. Langfristig wird der Bedürftige auch nicht mehr zu demjenigen kommen, der mitleidet, um bei ihm sein Herz auszuschütten. Wer sieht schon gerne dabei zu, wenn andere wegen einem leiden?

Wie man die energetische Last, die man bereits für andere mitträgt, wieder zurückgibt, um die Energie zu bereinigen, ist im Praxisteil bei der „Energiehygiene“ nachzulesen.

*Das Beste, was Du für Dich und Deine Mitmenschen tun kannst,
ist Dich glücklich zu machen.*

Körper, Geist und Seele

Der menschliche Körper, der menschliche Geist bzw. die Psyche und die Seele hängen zusammen und bilden eine Einheit. Alles ist mit allem verbunden und wirkt sich auf die anderen Ebenen aus. Deswegen kann eine körperliche Behandlung eine Emotion freilegen oder eine Emotion wie Angst oder Liebe sich körperlich auswirken. In der Medizin spricht man von Psychosomatik, um den Zusammenhang von Psyche und Körper zu betiteln. Ich spreche gerne von der Somatik der Seele, um den Einfluss der Seele und nicht nur des Geistes zu unterstreichen. Wörtlich bedeutet Psyche aber ursprünglich auch Seele, der Begriff wird nur neuzeitlich vor allem für Bewusstsein oder Geist verwendet.

Das Unbewusste ist der Zugang zur Seele. Mit Hilfe von Traumdeutung, Hypnose oder unserer Intuition und unserer Gefühle bekommen wir Informationen über das, was im Unbewussten gespeichert und empfunden wird. Durch die Anbindung unserer Seele an alle Seelen und allgemein alle Energien um uns herum, ist es auch möglich, auf Informationen weit außerhalb unseres menschlichen Bewusstseins zuzugreifen. Das Gehirn scheint mehr Sender und Empfänger unserer Seele zu sein als ein physischer Speicher, wie es gerne von Neurowissenschaftlern angenommen wird.

Körper, Geist und Seele bilden eine Einheit.

Daher ist es auch sinnvoll, sich bei einer körperlichen Beschwerde das seelisch-psychische Thema dazu anzusehen.

Innere Kinder

Aus meiner Sicht gibt es für jeden Menschen unendlich viele emotionale innere Kinder, von der Zeugung bis zur Gegenwart. Sie stehen für alle Momente, in denen etwas Prägendes passiert ist. Jedes Gefühl ist in einem inneren Kind gespeichert. Diese inneren Kinder prägen uns und wirken oft sehr mächtig in unsere Selbstliebe und unseren Selbstwert hinein. Aus ihnen können auch Themen und Muster entstehen. Entscheidend sind die inneren Kinder, denen es emotional nicht gut geht, weil sie sich z. B. schuldig fühlen oder schlecht behandelt wurden. Diese inneren Kinder sollten vom Erwachsenen im Hier und Jetzt geliebt, getröstet, angenommen und ins energetische Herz eingeladen werden.

Lehnt man eines oder mehrere der inneren Kinder ab, lehnt man damit einen Teil von sich selbst ab und ist somit nicht im Einklang.

Das Annehmen und Heilen der inneren Kinder ist ein wichtiger Bestandteil meiner Geistheilung (siehe Praxisteil „Herzarbeit und Heilung der inneren Kinder").

Jeder Mensch hat alles, was er braucht, um seine Themen zu lösen.

Dafür muss er sich keine Ziele setzen und nach irgendetwas streben, nur seiner Seele vertrauen und auf sein Gefühl hören.

Energetisches Herz

Das energetische Herz ist ein zu visualisierender Raum an der Stelle des Herz-Chakras, dieses liegt auf Herzhöhe mittig im Körper positioniert. Das energetische Herz zeigt, wie es um die Selbstfürsorge bestellt ist. Es kann auch düstere Stellen aufweisen und sich schmerzhaft anfühlen. Düsternis und Schmerz stehen für ein emotionales Ungleichgewicht.

Das energetische Herz darf ein Wohlfühlraum sein und alle Menschen und (Lebe-)wesen, die man liebt, dürfen dort Platz finden.

Die Arbeit am energetischen Herzen hängt eng zusammen mit der Heilung der inneren Kinder (siehe Praxisteil „Herzarbeit und Heilung der inneren Kinder").

Du musst diese Welt nicht dazu bringen, sich zu verändern, zu erwachen, unterzugehen oder Ähnliches.

Die Welt ist genau so, wie sie sein soll und muss.

Es ist unsere Aufgabe, mit ihr zurechtzukommen und sie lieben zu lernen.

Engel, energetische Wesen und Geister

In der Regel kennt man den Begriff „Engel“ aus dem Alten Testament. Mit einer christlichen Prägung geht man mit Engeln selbstverständlich um. Aus meiner Sicht sind sie einfach Helfer aus der geistigen Welt. Man kann sie um Dinge bitten, und sie erledigen sie ziemlich zuverlässig und freuen sich sogar, dass man ihnen Beachtung schenkt. Engel können z. B. auch das Haus, die Wohnung oder das Auto beschützen, bei der Parkplatzsuche helfen oder die Wohnung und das Auto energetisch reinigen.

Bitte achte aber darauf, dass das, was Du Dir wünschst, nicht zu eigennützig ist. Der berühmte „Parkplatzengel“ funktioniert tatsächlich recht zuverlässig und sorgt oft für einen Parkplatz in der Nähe des Zielortes. Nur kann es sein, dass durch Deinen Wunsch jemand, der den Parkplatz viel nötiger hätte als Du, den freien Parkplatz übersieht und vorbeifährt.

Jeder von uns hat aus meiner Sicht mindestens einen Schutzengel, der ihn bis zum Tod begleitet. Dieser Schutzengel darf aber nur eingreifen, wenn wir uns in einer sehr bedrohlichen Lage befinden oder wir ihn ausdrücklich um etwas bitten. Er freut sich sehr darüber, von uns beachtet und um Hilfe gebeten zu werden.

Genauso wie Engel gibt es zahlreiche weitere energetische Wesen, aus meiner Sicht ebenso viele, wie sich die Menschen einfallen lassen. Energie folgt dem Bewusstsein und damit erschafft der menschliche Geist natürlich auch die verschiedensten Wesen. Oder andersherum gedacht, warum sollte unser Geist etwas denken können, das es gar nicht gibt?

Man kann mit Krafttieren, Einhörnern, Drachen, sämtlichen Fabelwesen usw. arbeiten. In wohl jeder Religion finden sich Wesenheiten auf der nicht-materiellen Seite, die angebetet, genutzt oder gefürchtet werden. Es ist aber ratsam, sich mit den verschiedenen Wesenheiten auseinanderzusetzen, bevor deren Dienste in Anspruch genommen werden, nicht jede Wesenheit hilft uneigennützig. Eine andere Möglichkeit ist es, nur das anzunehmen, was bedingungslos gegeben wird.

Geister befinden sich auf einer irdischen, nicht materiellen Seite. Wenn ein Mensch stirbt, verlässt er diese Welt im Regelfall durch das Betreten eines hellen Lichts. Es gibt aber auch Seelen von Verstorbenen, die z. B. noch nicht gehen möchten oder nicht gehen können, weil sie von einem Trauernden festgehalten werden oder sich schlicht noch nicht bewusst sind, dass sie nicht mehr leben. Diese Seelen sind noch im Irdischen verhaftet und brauchen manchmal Hilfe, um ins Licht gehen zu können (siehe Praxisteil „Wesen prüfen oder vertreiben“).

Jede Begegnung ist ein Geschenk und eine Einladung, in eine andere Wirklichkeit einzutauchen.

Besetzungen (dunkle Wesen)

Kann oder will die Seele eines Verstorbenen nicht ins Licht gehen, kann es passieren, dass sie in einem desolaten Zustand orientierungslos umherirrt. Dann sucht sie sich oft eine vertraute Seele, eine vertraute Energie, um dort Schutz zu finden.
So kann es vorkommen, dass sie sich in einem ihr nahestehenden Lebenden einnistet. Dies kann zu emotionalen Störungen beim Besetzten führen. Die Seele des Verstorbenen will dem Menschen sicher kei-

nen Schaden zufügen, dennoch bringt sie oft das seelische Gleichgewicht völlig durcheinander. Dies kann dann sogar zu einer Depression oder gespaltenen Persönlichkeit führen.
Eine Besetzung durch ein vermeintlich dunkles Wesen ist also keine bewusste Schädigung, sondern nur ein Hilferuf der orientierungslosen Seele. Die Seele kann einfach ins Licht geschickt werden und der Betroffene ist wieder frei (siehe „Wesen prüfen oder vertreiben" im Praxisteil).

Es gibt nichts objektiv Böses.

Alles hat seinen Grund und seine Berechtigung.

Wir dürfen verstehen lernen, was uns die Botschaft sagen möchte.

Dunkle Energien

Bei den dunklen Energien verhält es sich etwas anders. Diese entstehen, wenn ein irdischer Energiearbeiter Menschen energetisch beeinflusst und/oder manipuliert. Die Beeinflussung findet in diesem Zusammenhang ohne das Wissen oder Einverständnis des Betroffenen statt. Dies wird auch gern als dunkle Magie, Hexerei oder fälschlicherweise vereinfachend als Voodoo bezeichnet (Voodoo ist vor allem eine Religion und Heilkunst).
Die Menschen, die schwarze Magie nutzen, sind oft selbst nicht im Gleichgewicht und versuchen ihre irdischen Interessen mithilfe der dunklen Energien durchzusetzen. Dunkle Energien können sich in körperlichen oder psychischen Beschwerden äußern, sie können aber auch dazu führen, dass man sich jemandem verbunden oder sich zu jemandem hingezogen fühlt.

Diese Art von Manipulationen hat nichts mit einer heilerischen Unterstützung zu tun. Jeder Mensch muss frei entscheiden können und dürfen, wie und mit wem er sein Leben leben möchte. Es steht keinem zu, darüber zu urteilen oder gar einzugreifen.
Jede Energie kann für etwas Gutes oder Schlechtes eingesetzt werden. Gut und schlecht obliegen aber wiederum einer Bewertung und daher stellt sich die grundsätzliche Frage, wann energetisch gearbeitet werden darf oder soll?

> *Bitte laufe keinem Meister hinterher, strebe keine Loslösung vom Menschsein an oder suche das große Heil oder die ultimative Lösung in zigtausenden Büchern oder Seminaren.*
>
> *Alles, was Du brauchst, liegt in Dir selbst.*
>
> *Keiner kann Dir zeigen, wer Du bist - das kannst nur Du.*

Vorgaben für die Energiearbeit

Ich empfehle Dir für die Energiearbeit folgende Handlungsweisen:

- Es darf keine schädigende Beeinflussung erfolgen.
- Wir arbeiten nur für uns selbst oder unsere Klienten. Die energetische Beeinflussung Dritter ist tabu.
- Es muss das Einverständnis der Person für die gearbeitet wird eingeholt werden, dies kann auch durch das Fragen der entsprechenden Seele passieren.
- Die Energie muss immer so gesandt werden, dass sie für den Empfänger richtig und gut ist.

Befolgt man diese drei Grundsätze nicht, geht man Gefahr, selbst der Auslöser für eine dunkle Energie zu sein.

Für das Behandeln von anderen Personen empfehle ich darüber hinaus, eine Lichtsäule über den Betroffenen aufzustellen (zu visualisieren) und um die „göttliche Heilenergie" zu bitten. Das sorgt zum einen dafür, dass die abgehenden Energien über die Lichtsäule und nicht über den Heiler abfließen, und zum anderen hilft die göttliche Heil-energie beim Behandeln. Am Ende der Behandlung wird die Lichtsäule wieder abgebaut und die Behandlung mit einem „Danke" an die geistige Welt abgeschlossen.

Der Begriff „göttliche Heilenergie" kann auch durch „universelle (Heil-)Energie" ersetzt werden. Gemeint ist damit die allumfassende Energie, die alles durchdringt, mit der wir und alles Existierende verbunden sind und die der Ursprung von allem, auch von unserer Seele ist.

Vertrauen ist die Basis für Alles.

Erinnere Dich an die Geborgenheit, die Du als Kind durch Vertrauen erleben durftest und hole sie Dir zurück!

Kontrolle vs. Vertrauen, Richtig vs. Falsch, Gut vs. Böse

Der Mensch würde gerne alles kontrollieren, wohl in dem Bestreben, alles richtig und gut zu machen.

Kontrolle ist ohnehin nur in einem sehr begrenzten (Lebens-)Bereich durchsetzbar, oft ist sie eine Illusion. Dies wird uns immer wieder durch Naturkatastrophen oder andere Schicksalsschläge demonstriert.

Darüber hinaus sind wir gar nicht imstande, Gut und Böse oder Richtig und Falsch allgemeingültig festzulegen. Es scheint mir eine absurde Idee zu sein, an irgendeiner (Wert-)Vorstellung, einem Dogma oder einer Idee zwanghaft festzuhalten. Jede Be-wertung ist immer subjektiv, also vom Bewertenden abhängig. Daher kann diese Bewertung auch nur für einen selbst Bestand haben. Wie anmaßend wäre es, jemand anderen mit meiner Wertung zu beurteilen.

Aus diesem dogmatischen Irrglauben heraus sind schon viele Konflikte bis hin zu Glaubenskriegen entstanden, die häufig sogar bis heute andauern. Besonders irritierend finde ich, wenn Menschen, die denselben Gott anbeten, wie die Christen, Muslime, Juden und Zeugen Jehovas, sich gegenseitig bekämpfen. Auch innerhalb der Glaubensrichtungen gibt es nach wie vor große Verfeindungen, die Protestanten gegen die Katholiken, die Sunniten gegen die Schiiten usw. Jeder setzt sich für die vermeintlich richtige Auslegung seines Glaubens ein, teilweise bis zum eigenen Tod. Von außen betrachtet der völlige Wahnsinn.

Auch im heilerischen Bereich findet man oft das Lehren eines umfangreichen Regelwerks, was man dogmatisch zu beachten habe. Bedenkt man aber die Erkenntnisse, die vorher erläutert wurden, gibt es keine allgemeingültigen Regeln und dann scheint das einzig sinnvolle Instrument für ein subjektives Richtig oder Falsch wiederum nur das eigene Gefühl zu sein. Das eigene Gefühl zeigt Dir, ebenso wie Deine Intuition, was Deine Seele möchte, insofern das Gefühl nicht von einem Thema oder Muster manipuliert wird. Zum Beispiel bringt eine abstrakte Zukunftsangst ein Gefühl hervor, das keinen echten Sinn hat. Hier in Deutschland und auch in anderen europäischen Staaten haben wir das Privileg, durch ein Sozialsystem in unserer (materiellen) Existenz abgesichert zu sein. Wir dürfen also diese Zukunftsängste auflösen, um befreit wieder das zu spüren, was die Seele für uns bereithält.

Relativ frei von Themen und Mustern empfehle ich, dem eigenen Gefühl und der Seele, verbunden mit der allumfassenden göttlichen Energie, zu vertrauen. Grenzen gibt es nur im menschlichen Bewusstsein. Gut und Böse als Wertungen existieren nach meiner Auffassung nur im inkarnierten Zustand, z. B. als menschliche Empfindung. Es gibt nach meiner Erfahrung keine guten und bösen Energien aus der geistigen Welt, die uns Schaden zufügen. Alles hat einen Grund und soll genau so sein, wie es ist, hier auf der Erde, genauso wie in der geistigen Welt.

Kontrolle bringt vermeintliche Sicherheit.

Vertrauen bringt echte Freiheit.

Subjektive Wirklichkeiten

Unsere vermeintliche Wahrnehmung kann nur subjektiv sein. Sie ist immer die Perspektive eines menschlichen Individuums. Das bedeutet, es gibt nicht die eine objektive, für alle gültige Realität, sondern nur viele subjektive Wirklichkeiten. Entscheidend für den Heilungsprozess ist daher auch nicht, was andere oder die Wissenschaft sagen, sondern ausschließlich das, was für das Individuum als wahr und wirklich empfunden wird. Ein gutes Indiz für das persönliche Richtig oder

Falsch bekommt man, wenn man auf sein Gefühl achtet. Ein gutes oder schlechtes Gefühl zu etwas zu haben, kann das individuelle Richtig oder Falsch zeigen. Natürlich kann dieses Gefühl auch manchmal von destruktiven Glaubenssätzen, fiktiven Ängsten oder Mustern beeinflusst sein. Die Angst vor einer Spinne beispielsweise macht in Westeuropa keinen Sinn, da die hier ansässigen Spinnen in aller Regel harmlos sind.

Solche Themen und Muster können und sollten gelöst werden, um das eigene natürliche Gefühl wiederzuerlangen.

Das Verändern der Wahrnehmung führt auch dazu, dass sich selbst die Körperzellen anders entwickeln und formen. Ein gesunder Geist schafft also tatsächlich auch einen gesunden Körper. Eine positive Sicht auf sich selbst und die Welt ist somit nicht nur für das psychische Wohlbefinden sinnvoll, sondern auch für die körperliche Gesundheit.

> *Wer glaubt, etwas zu wissen,*
> *sollte wissen, dass er das nur glaubt.*

Innen ist Außen und Außen ist Innen

Unser Körper, psychische Beschwerden, die Geschehnisse um uns herum, andere Menschen oder Tiere, sie alle zeigen uns unsere inneren Themen auf. (Fast) alles um uns herum hat mit uns zu tun. Es gibt also niemals nur einen Schuldigen im Außen, weil die Handlung des vermeintlich Schuldigen nur erfolgte, damit wir uns einem Thema in uns widmen können oder müssen. Auch die bereits beschriebene Somatik der Seele, also die symptomhafte Wirkung auf den Körper

durch ein seelisch-psychisches Thema, zeigt das Verhältnis von Innen und Außen.
Das Innen-Außen-Prinzip ist vielfältig. So trägt eine Behandlung auf der einen Seite auch zu einer Wirkung auf der anderen Seite bei. Ärzte haben herausgefunden, dass Botox gespritzt zur Sorgenfaltenbehandlung auch zur Milderung der dahinterliegenden Depression hilft. Ebenso wirkt die Massage als körperliche Maßnahme, wie wir alle wissen, auch gegen den im Inneren gefühlten Stress und seiner Belastung. Andersherum findet man an seinem Äußeren auch Indizien für seine Persönlichkeit. Das Wissen darüber nennt sich Physiognomie. Natürlich ist der aktuelle seelische Zustand ebenfalls im Außen optisch wiederzufinden. Und auch die Selbstwahrnehmung zeigt sich in Form des gespiegelten Bildes durch die Außenwelt. Schwelgt man in Selbstliebe, wird einem das durch das Verhalten des Umfelds, von Kleinkindern oder Tieren gezeigt. Führt man mit seinem Innern eine liebevolle Beziehung zu den Lebewesen um sich herum, so wird einem diese Liebe auch im Außen begegnen.

Die ganze Welt dreht sich also tatsächlich sprichwörtlich um uns.

> ***Du erschaffst Dir die Welt, in der Du lebst.***
>
> ***Finde die Liebe und Harmonie in Dir und die Welt wird sich Dir ebenso zeigen.***

Zwei (hilfreiche) spirituelle Sichtweisen

Im Folgenden möchte ich zwei spirituelle Sichtweisen vorstellen, die für den Umgang mit dieser Welt und unserem Menschsein hilfreich sein können. Die beiden Sichtweisen können sich ergänzend zusammen genutzt werden, um Glück und Zufriedenheit zu erlangen. Sie relativieren die Geschehnisse des Alltags und zeigen einen tieferen Sinn für unser Leben auf.

1. Der erleuchtete Mensch einer perfekten Seele

Viele spirituelle Meister lehren den Weg des Bewusstwerdens und Erwachens. Die Grundidee ist, unser wahres Wesen zu erkennen und sich vom Ego zu lösen. Sie regen an, das Bild der Welt voller Individuen, die aufgrund von Egomustern ihre Ziele verfolgen, zu verwerfen und durch eines voller zusammenhängender Seelen zu ersetzen. In der Verbundenheit gibt es kein Ich oder Ego, das für sich steht. Unser wahres Selbst ist unsere Energie, unsere Seele und nicht das menschliche Ich-Bewusstsein inklusive unseres materiellen Körpers. Die vermeintliche Realität wird als Illusion verstanden.

Diese Lehren können zu folgender Sichtweise führen:
Jede Haltung oder Meinung zu einer Sache oder einer Begebenheit ist eine Bewertung. Durch die Zuordnung von Richtig und Falsch und der anschließenden Positionierung schließt man den Gegenpol als Option aus. Diese Handlung erwächst aus dem Ego und schafft einen Widerstand zur Gegenposition und damit eine Energieblockade samt ihren Folgen wie z. B. Krankheiten oder Beschwerden.
Alles anzunehmen, so wie es ist und keine Bewertung und Positionierung vorzunehmen, lässt die Energie fließen.
Alles ist eins und mit allem verbunden. Eine Bewertung ist immer subjektiv und daher relativ und kann dem großen Ganzen niemals gerecht werden.
Alles ist gut und richtig und hat einen Sinn!

2. Der Mensch als emotionales Wesen

Es ist auch möglich, die Meinung zu vertreten, dass wir als Menschen auf die Erde gekommen sind, um Emotionen und Gefühle zu erleben

und den Umgang mit ihnen zu erlernen. Dafür ist es wichtig, sich als abgegrenztes Individuum zu sehen und ein Ego, ein Ich-Bewusstsein zu besitzen. Bewertung gehört zum Ego und schafft Emotionen.
Mit dieser Sichtweise kommt man zu folgender Denkweise:
Alles, was Dich stört, nervt oder aufregt, findest Du als Thema in Dir.
Der Widerstand, den Du spürst, zeigt Dir Deine Resonanz.
Die Lösung liegt daher selten im Verändern der Welt, sondern in der Regel im Verändern Deiner Haltung. Das Außen kann oft auch gar nicht entsprechend beeinflusst werden, im Innen liegt das Lösungspotenzial.
Der erste Schritt ist das Erkennen des eigenen Themas, im zweiten Schritt kann man es dann lösen.
Um eine bereits manifestierte Emotion zu meistern, hilft das „Emotionen zulassen und auflösen" der „Energiehygiene" (siehe Praxisteil).

Die beiden Sichtweisen scheinen sich auf den ersten Blick gegenseitig auszuschließen. Aus der ersten Perspektive wird der Fokus auf unsere Seele und die Verbundenheit mit allem gelegt, das Ego scheint hier störend zu sein. Die zweite Sichtweise unterstreicht dagegen die Bedeutsamkeit des Egos und des Gefühls des Getrenntseins.
Für mich ergänzen sich die beiden Sichtweisen gemäß dem „Sowohl-als-auch-Prinzip". Mir hilft es, die Seele mit ihrer Verbindung zu allem wahrzunehmen und ihr und ihrem Plan zu lauschen. Das relativiert die irdischen Probleme und Geschehnisse. Wenn das Ego überhandnimmt, gebe ich die Verantwortung gerne an meine Seele ab und vertraue ihr.
Ebenso hilft es mir aber auch, mich mit meinem Ego und meinen irdischen Gefühlen, die ja nur möglich und relevant sind, weil ich mich eben nicht immer verbunden fühle, anzufreunden und sie als Grundlage meiner Reifung zu verstehen. Ohne Ego hätten wir keinen Zugang zu derartigen vielfältigen Gefühlen und die machen für mich das Leben erst aus.

Ich glaube, unsere Aufgabe ist es nicht, diese Welt krampfhaft zu verändern.
Ich glaube, die Herausforderung liegt darin, in Harmonie mit ihr zu sein.

Praxisteil

Im nachfolgenden Praxisteil geht es nun um die Anwendung der im Theorieteil erläuterten Wirklichkeitsformen. Dies geschieht mithilfe einer Auswahl meiner wirksamsten und praktikabelsten Methoden. Die Methoden wurden in zahlreichen Behandlungen angewandt und sind hochfunktional.
Im Laufe meiner Heilarbeit bin ich auf immer einfachere Lösungsmöglichkeiten gestoßen, es liegt an Dir, die Einfachheit zu ertragen. Oft habe ich den Eindruck, leichte, schnelle und unkomplizierte Methoden und Lösungen können von vielen Menschen nur schwer angenommen werden, insbesondere wenn sie schon einen längeren Leidensweg hinter sich haben.
Die Einfachheit überrascht vielleicht und lässt die Frage offen, warum diese Perspektive samt ihrer Methoden nicht viel verbreiteter ist. Eine Erklärungsmöglichkeit ist die Skepsis vieler Wissenschaftler gegenüber spirituellen Denkweisen, inklusive der fehlenden Anerkennung von Erkenntnissen rund um die energetischen Heilmethoden. Wissenschaftler in den Diensten der Pharmaindustrie scheinen die Menschen bewusst zu verunsichern und alternative Heilmethoden zu verunglimpfen.
Jeder kann mit der Heilenergie arbeiten, völlig kostenlos und ohne Gefahr von Nebenwirkungen. Das führt zu einer Ermächtigung des Individuums und zu einer Entmachtung der Gesundheitsindustrie und vor allem der Pharmakonzerne.

Energie folgt dem Bewusstsein, das bedeutet, dass prinzipiell jede Ausrichtung unseres Geistes durch Visualisierung (Vorstellen der Energien usw.), Denken oder Sprechen energetisch wirksam ist. Allerdings nur, wenn das ganze Bewusstsein mitschwingt. Wie bei einem Eisberg befinden sich aber nur um die 20% unseres Bewusstseins über dem Wasser, nur dieser bewusste Teil ist für uns sichtbar. 80% des

Bewusstseins sind unsichtbar unter der Oberfläche versteckt, das ist der unbewusste Teil. Im unbewussten Teil liegen verdrängte Emotionen, Traumata, Themen und Muster, die das energetische Geschehen maßgeblich beeinflussen. Deswegen reicht es nicht aus, etwas verstanden zu haben und auch nicht, die Gedanken in die gewünschte Richtung zu lenken. Solange sich das Unbewusste nicht im Einklang mit dem Bewussten befindet, wird die Energie nicht sauber fließen.
Durch das Bearbeiten der Themen und Muster ist es möglich, diese Teile des unbewussten Bewusstseins aufzulösen und die Energie bewusst zu lenken.

Es werden nachfolgend verschiedene Methoden angeleitet, die in ihrer Wirkung ähnlich sein können. Meine Absicht besteht darin, Dir eine Bandbreite an Möglichkeiten an die Hand zu geben, um die für Dich passendsten auszuwählen oder neue zu entwickeln. Ich persönlich lasse mich von meiner Intuition leiten und variiere daher die Methoden abhängig vom Klienten.

Die im Punkt „Vorgaben für die Energiearbeit" (siehe Theorieteil) behandelten Richtlinien sind unbedingt zu beachten!

Schema der nachhaltigen Energiearbeit

In der Heilarbeit ist es wichtig, ganzheitlich zu arbeiten, das bedeutet auch, Licht und Schatten als gleichwertig anzunehmen und in der Energiearbeit zu beachten. Die positive Neuausrichtung ist ebenso wichtig, wie den negativen (unschönen) Emotionen und Energien Aufmerksamkeit zu schenken.
Ich empfehle daher zuerst die einschränkenden Themen, Muster und Emotionen zu bearbeiten und dann neue positive Glaubenssätze zu etablieren.
Das Schema der nachhaltigen Energiearbeit ist ein Vorschlag für eine heilerische Vorgehensweise, die sich über die Jahre herauskristallisiert

hat. Sie beinhaltet drei Stufen, die stichpunktartig beschrieben werden. Für die notwendigen Methoden dieser Stufen findest Du ausführliche Beschreibungen etwas später in diesem Praxisteil.

1. **Energiehygiene** zur Bearbeitung der akuten energetischen Lasten:
   Durch die Energiehygiene wird die Energie wieder strukturiert und akute Emotionen werden aufgelöst.

2. Auflösen von **Mustern und Themen**:
   Muster und Themen sind längerfristige energetische Strukturen, die oft zu wiederkehrenden Emotionen führen. Sie können und sollten bearbeitet und falls möglich ganz aufgelöst werden. Danach ist es in der Regel sinnvoll, neue positive Gedankenmuster bzw. Glaubenssätze zu manifestieren.

3. Neuausrichtung des **physischen Körpers**:
   Der physische Körper spiegelt den energetischen wider. Um die neue energetische Ausrichtung schnell im physischen Körper umzusetzen, schickt man diesen bewusst in die neue energetische, göttlich-richtige Ordnung.

Licht und Schatten gehören zusammen wie alle Gegensätze der Dualität: Leben und Tod, Liebe und Hass, Gesundheit und Krankheit, Gut und Böse usw.

Diese Gegensätze sind wichtig für unser Er-leben hier auf Erden, sie erschaffen Emotionen, Themen und Muster und damit die Basis für unsere Ent-wicklung.

Beide Seiten sind gleich-wertig und wollen gesehen und beachtet werden.

Energiehygiene

Die Energiehygiene wurde als gesonderter Punkt herausgegriffen und mit an den Anfang des Praxisteils gestellt, da sie den Kern meiner energetischen Arbeit darstellt und sowohl für die **Energiearbeit für den Alltag** als auch für die **Geistheilung** essenziell ist. Sie ist die Basis für ein gesundes und entspanntes Leben und eine gelingende Geistheilung. Alles ist Energie, unser Körper, unsere Gedanken, unsere Emotionen. Energie interagiert und reagiert fortwährend und so werden auch wir ständig durch Energien beeinflusst.

Die Energiehygiene umfasst zwei Schritte. Der erste betrifft die fremden Energien / energetischen Lasten, die von außen übernommen wurden, in der Regel sind das Verantwortung und Mitleid. Der zweite Schritt befasst sich mit der Klärung der eigenen Energien, den im Inneren liegenden Emotionen.

Mit energetischen Lasten bezeichne ich all jene Energien, die für andere getragen werden.

Übernimmt man die Verantwortung für jemanden oder etwas, trägt man auch die entsprechende energetische Last. Selbst beim eigenen Nachwuchs ist es sinnvoll, ab Tag eins die Verantwortung Stück für Stück an das Kind zurückzugeben. Dafür hilft es, dem Kind zuzutrauen, seine Schritte zu gehen und die entstehenden Herausforderungen und Erfahrungen anzunehmen. Nur so kann es sich selbst entwickeln und an seinen Aufgaben wachsen.

Umgekehrt trägt das Kind aufgrund der empfundenen Verantwortlichkeit eine energetische Last, wenn es sich beispielsweise schuldig fühlt, weil die Eltern leiden, sich gestritten oder getrennt haben. Diese Last kann und sollte zurückgegeben werden.

Zusammengefasst ist es nur sinnvoll für sich und die eigenen Aufgaben bzw. den eigenen Wirkungsbereich Verantwortung zu übernehmen und zu tragen.

Auch empfundenes Mitleid stellt eine energetische Last dar, die zurückgegeben werden sollte (siehe „Mitfühlen vs. Mitleiden" im Theorieteil).

Natürlich ist jede Handlung eines anderen Menschen, die uns trifft, auch immer mit einem Thema in uns verbunden. Dieses Thema empfehle ich nach der erfolgten Energiehygiene ebenfalls aufzulösen (siehe „Themen und Muster auflösen" im Teil der „Geistheilung").

Das Zulassen und Auflösen der eigenen Emotion ist der zweite Schritt der Energiehygiene.
Jede Emotion will gesehen und gefühlt werden, der Seele ist es dabei nicht wichtig, wie lange oder intensiv die Emotion gelebt wird. Ein kurzes Zulassen genügt, um sie im Anschluss aufzulösen. Wird sie das nicht, und wird sie vom Verstand zur Seite oder besser gesagt nach unten geschoben und verdrängt, so wirkt die Emotion aus dem unteren Teil des Eisbergs, dem Unbewussten und führt zu Beschwerden, körperlich oder psychisch. Emotionen sind häufig das Resultat von größeren Themen, wie ein Mangel an Selbstliebe oder Selbstwert oder das Festhalten an destruktiven Denkmustern und Glaubenssätzen. Der erste Schritt zum Lösen eines Themas, also dem Lösen des energetischen Widerstands, ist das Auflösen der Emotion.

Ich habe die Energiehygiene so genannt, da ich eine regelmäßige Ausführung empfehle. Ähnlich dem Zähneputzen macht es Sinn, täglich und bei Bedarf öfter seine Energien zu reinigen und zu strukturieren.

Energiearbeit kann durch Visualisierung oder durch eine gedachte oder gesagte Anweisung erfolgen.

Um den Erfolg der Energiearbeit besser verfolgen zu können, empfiehlt sich die Visualisierung. Die Visualisierung zeigt sofort, ob und wie gut die Energie abfließt und ob noch Reste verblieben sind. Das, was in der Visualisierung zu sehen ist, ist auch das, was energetisch passiert oder eben nicht passiert. Daher ist die Visualisierung die Methode, die den Menschen entgegenkommt, die gerne die Kontrolle haben möchten.

Mit der Zeit darf sich der Wunsch nach Kontrolle in ein tiefes Vertrauen umwandeln, sodass die Möglichkeit besteht, nur noch durch Anweisungen wirksam zu arbeiten. Dies spart Zeit und lässt die Energie ohne großen Aufwand genau dorthin gehen, wo sie hingehört. Vor und nach jedem Schritt der Energiehygiene kann der Stresswert abgefragt werden (siehe „Intuition" in der Geistheilung), um den Fortschritt der Behandlung nachvollziehen und prüfen zu können.

- Energetische Lasten:

Schieben durch eine Visualisierung:
Stell Dir vor, die energetischen Lasten fließen aus Dir heraus und sammeln sich in einem Behältnis vor Dir. Jetzt schickst Du sie von dort zu den Menschen, die sie zu tragen haben. Gib die Entscheidung, welche Last wohin gehört, einfach an Deine Seele ab. Gleichzeitig fließen alle Deine Lasten, die von anderen getragen werden, wieder zu Dir zurück.

Schieben durch eine Anweisung:
Sage oder denke einfach folgenden Satz: „Alle energetischen Lasten sollen dorthin zurückgehen, wo sie hingehören."

Sollte das Schieben der energetischen Lasten nicht funktionieren, liegt das häufig an einer eigenen Blockade, die den anderen Menschen das Tragen ihrer Last nicht zutraut.

Dann hilft es, folgenden Satz vor dem erneuten Schieben der Last dreimal zu wiederholen und zu spüren:
„Ich mute und traue ... (z.B. meinen Lieben) ihr Schicksal zu!"
Funktioniert das Schieben der Last nicht, weil das Gegenüber sie nicht nehmen möchte, so empfehle ich Dir, die Seele des Gegenübers zu bitten, sie anzunehmen oder sie ihm vor die Füße zu legen.

- Eigene Emotionen:

Emotionen zulassen und auflösen durch eine Visualisierung:
Stell Dir die Emotion in Dir vor, spüre sie (kurz) und löse sie auf, indem Du sie sich bildlich auflösen (verschwinden/verpuffen) lässt. Ein mögliches Bild wäre eine Seifenblase, die dann platzt und sich rückstandslos auflöst. Es ist ebenso möglich, die Emotionen nach oben ins Licht oder nach unten ins Magma zu schicken, wo sie sich dann auflösen. Das Bild ist letztlich beliebig, es soll für Dich stimmig sein, damit die Energie gut fließt und die Emotionen sich wirklich komplett auflösen.

Emotionen zulassen und auflösen durch eine Anweisung:
Sage oder denke einfach folgenden Satz: „Alle Emotionen sollen sich jetzt zeigen und dann auflösen."

Der Vorgang ist zu wiederholen, falls keine entsprechende Erleichterung eintritt. Vielleicht hindert Dich eine Angst die Emotionen zuzulassen, dann wende Dich zuerst der Angst zu. Wenn die Angst weg ist, werden sich die anderen Emotionen zeigen zum Bearbeiten.

Für die allererste Anweisung oder wenn es sich um besonders viele und/oder große Emotionen handelt, empfehle ich folgenden Trick, um es angenehmer zu gestalten:

„Alle Emotionen sollen sich jetzt **ultrakurz** zeigen und dann **ultraschnell** auflösen."

Mithilfe dieses Tricks sind die Emotionen kaum oder gar nicht spürbar, dennoch werden sie ebenso effektiv aufgelöst.
Kommt man nicht an die Emotion zu einem Thema heran, so ist sie möglicherweise durch ein Trauma verdeckt. Ein Trauma kann wie ein Schock dafür sorgen, dass man nicht in der Lage ist, die Emotionen zu spüren. Ähnlich wie bei einem Unfallverletzten, der seine Verletzungen durch den Schock noch gar nicht spüren kann und ganz normal weiter agiert. Hinter dem eigentlichen Trauma verstecken sich häufig noch weitere Emotionen.

Daher empfehle ich in so einem Fall zuerst das Trauma selbst und anschließend die eventuell dahinterliegenden Emotionen aufzulösen. Beides geschieht durch das Zulassen und Auflösen der verursachenden Emotionen.

Oft haben wir schlechte Erfahrungen mit Emotionen gemacht, die gefühlt ewig nicht mehr verschwunden sind und uns leiden lassen haben. Ab jetzt hast Du es in der Hand, wie lange Du die Emotion herumtragen und spüren möchtest.

Es ist möglich und sinnvoll, die Methoden zu mischen oder abzuwandeln, sodass es gut und richtig für Dich ist. Das Kriterium hierfür sollte immer Dein Gefühl sein.
Die Energiehygiene ist von jedem ohne Bedenken problemlos anzuwenden. Sie deckt geschätzt ca. 95 % der alltäglichen Beschwerden ab und ist auch für sämtliche psychischen und körperlichen Beschwerden hilfreich.

Jegliche Art von Emotion kann zugelassen und aufgelöst werden. Beispiele hierfür sind Angst, Wut, Hass, Trauer, Stress, Unruhe usw.

Um ein körperliches Symptom zu behandeln, kann man ganz einfach die entsprechende Emotion zulassen und auflösen (siehe oben). Man spürt sich in die Beschwerde hinein, achtet darauf was sich an Gefühlen und Intuitionen zeigt und bearbeitet es mit der Energiehygiene. Ist die Emotion aufgelöst, hat der Körper keinen Grund mehr, das Symptom aufrecht zu erhalten und beginnt zu heilen. Beispiele für behandelbare Beschwerden sind Allergien, Kopfschmerzen, sämtliche körperlichen Beschwerden inklusive Schmerzen, Schwellungen, Verstauchungen und Brüche, Haarausfall, gereizte Augen, Hauterkrankungen, abnormaler Blutdruck, Nackenschmerzen, Verspannungen und vieles mehr.
Einige exemplarische „Praxisbeispiele" werden im entsprechenden Kapitel gegen Ende des Buches geschildert.
Um die Genesung zu beschleunigen, ist es hilfreich, sich parallel auch körperlich behandeln zu lassen, z.B. durch einen Physiotherapeuten, Osteopathen, Arzt oder Heilpraktiker.

Bei unklaren Gegebenheiten empfehle ich dringend, einen Arzt oder Heilpraktiker aufzusuchen, um einer eventuellen Gefahrensituation vorzubeugen.

Falls es heute noch keiner zu Dir gesagt hat:

Du bist perfekt, genauso wie Du bist!

Energiearbeit für den Alltag

Hier möchte ich Methoden erläutern, die weniger mit dem Heilen zu tun haben, sondern mehr zu einem schönen energetischen Alltag führen sollen.

> *Viele Spirituelle meditieren in die Stille, um dem Lärm im Außen etwas entgegenzusetzen.*
>
> *Mein Weg ist das Lösen von Themen und Strukturieren von Energien, damit es ruhig wird...innen und außen.*

Verantwortung annehmen

In der Energiehygiene wird die Verantwortung (energetische Last) dorthin geschoben, wo sie hingehört. Es gibt aber natürlich auch die andere Perspektive. Wie gehe ich mit meiner Verantwortung um? Ein sinngemäß formulierter Satz aus der systemischen Familientherapie hilft dabei, Klarheit zu bekommen:
„Solange man ein schlechtes Gewissen hat, trägt man noch nicht die gesamte energetische Last (Verantwortung) für seine Tat."
Offensichtlich scheint es gar nicht so leicht und selbstverständlich zu sein, die eigene Verantwortung ganz anzunehmen.
Ich empfehle, es sich selbst zuzutrauen und zuzumuten und dann die gesamte Verantwortung für die eigene Tat zu übernehmen.

Der Glaubenssatz und die Anweisung könnte dann zum Beispiel so lauten:
„Ich mute und traue mir selbst zu, die gesamte Verantwortung zu tragen und übernehme sie hiermit."

Die „Energiehygiene" (siehe oben) hilft dabei, mit den eventuell einhergehenden Emotionen zurechtzukommen.
Sich selbst zu verzeihen hilft ebenfalls dabei, sich wieder frei und wohl zu fühlen.

Dein Leben ist ein Geschenk, das Du Dir selbst gemacht hast.

Es liegt an Dir, es auszupacken, zu bewundern und jedes Auf und Ab genussvoll zu erleben oder es enttäuscht zur Seite zu legen und zu schmollen.

Segnen von Lebensmitteln

Um Lebensmittel und vor allem auch unser Trinkwasser in einen wohltuenden energetischen Zustand zu bringen, hilft das Segnen.
Es gibt zahlreiche Untersuchungen zum Wasser und wie es auf Energien reagiert. Die berühmtesten sind wohl die des japanischen Alternativmediziners Masaru Emoto, der durch die Herstellung von Wasserkristallbildern bekannt geworden ist.

Die Wörter „Liebe und Dankbarkeit" haben seiner Forschung nach die harmonischsten, homogensten Kristalle erzeugt.
Ich empfehle daher alle Lebensmittel und das Trinkwasser mit den Worten und dem Gefühl der „Liebe und Dankbarkeit" zu segnen.

Höre auf zu wollen und fange an zu können.

Höre auf zu müssen und fange an zu dürfen.

Räume energetisch säubern

Wenn wir einen Raum betreten, spüren wir oft die Energie, die in ihm hängt. Wir sprechen dann von „dicker Luft“ oder einer Kälte, die dort zu spüren ist. Aus meiner Sicht sind das schlichtweg die Energien, die Akteure vor uns dort hinterlassen haben. Will man diese Energien nicht mehr in den Räumlichkeiten haben, kann man sie säubern.
Einige Menschen nutzen dafür das Räuchern, das, wenn es richtig gemacht wird, tadellos funktioniert. Das Ritual an sich gibt vielen schon ein gutes Gefühl und das Räuchern wirkt ebenso energetisch.
Wenn man, wie ich, eher phlegmatisch und pragmatisch veranlagt ist, mag einem das Räucherritual etwas aufwendig erscheinen.
Ich löse energetische Dinge gerne energetisch, weil alles in dieser Energiewelt so schön einfach ist.

Meine Empfehlung lautet daher:
Jegliche Energie, die in einem Raum hängt oder von einer Behandlung übrig geblieben ist, kann mit einer visualisierten violetten Flamme verbrannt werden. Die violette Farbe steht für die Transzendenz und damit für die feinstoffliche Ebene und deren Energien und eignet sich daher gut für die Bearbeitung von Energien.
Ebenso ist es möglich, die goldene göttliche Heilenergie durch die Räume strömen zu lassen, um sie zu reinigen.
Wer es noch bequemer haben möchte, bittet einfach seine Engel darum, die Wohnung, das Haus, die Arbeitsstätte usw. energetisch zu reinigen. Die Engel genießen es, gebraucht zu werden und verrichten gerne die Aufgaben für uns.

Wer nicht an Wunder glaubt, wird sie auch nicht wahrnehmen.

Raum der Möglichkeiten

Wir Menschen streben häufig Ziele an und haben oft konkrete Erwartungen an unsere Zukunft. Das engt den Raum der Möglichkeiten enorm ein; der Seele werden wenige Optionen geboten, um die wirklich beste Lösung (zur Reifung) zu finden. Je konkreter ein Wunsch ist, umso schwieriger ist es, ihn erfüllt zu bekommen. Sich ein Kind zu wünschen ist z.B. eine andere Vorgabe, als sich ein eigenes Kind, vielleicht sogar eines bestimmten Geschlechtes mit dem aktuellen Partner zu ersehnen.

Es ist möglich, den Raum der Möglichkeiten bei sämtlichen Krankheiten, Themen oder Wünschen wieder zu öffnen. Damit gibt man der göttlichen Energie alle Optionen zurück, die beste Lösung zu finden.

Das passiert durch die Visualisierung des aktuellen Raumes und dem nachfolgenden Ausweiten des Raumes, soweit es geht oder es sich gut und richtig anfühlt. Die Wände, die Decke und der Boden werden einfach entsprechend aufgeklappt.

Man kann den Wunsch auch einfach an die Seele abgeben und ihn dadurch loslassen. Die Seele macht es dann so, wie es gut und richtig für uns ist.

> *Ersetze Deine Ziele durch Wünsche.*
>
> *So werden aus Erwartungen Möglichkeiten.*

Sprechblasenmethode

Die Sprechblasenmethode dient dazu, Wünsche zu manifestieren. Wie bereits beschrieben, ist es sinnvoll, Wünsche sehr offen und mit viel Spielraum für die Seele zu formulieren.
Die Sprechblasenmethode kann auch dazu benutzt werden, destruktive Glaubenssätze auszulöschen (siehe „Themen und Muster, Glaubenssätze und Schattenthemen“ im Theorieteil).

Um einen Satz auszulöschen, wird dieser in der - offensichtlich bereits vorhandenen - Sprechblase visualisiert, dann kurz gespürt und mit einem goldenen Radiergummi wegradiert.

Um einen Wunsch zu manifestieren, wird eine Sprechblase erschaffen und der Wunsch mit Gold hineingeschrieben. Dann schickt man die Sprechblase hinauf ins Licht.

Ich möchte an dieser Stelle nochmals betonen, dass ich bemüht bin, meiner Seele die Richtung meines irdischen Weges zu überlassen. Daher bin ich der Meinung, dass jeder Wunsch nicht nur gut überlegt, sondern auch prüfend gespürt werden sollte. Ich komme immer mehr zu der Erkenntnis, dass unser menschliches Bewusstsein kognitiv nicht annähernd in der Lage ist, die Zusammenhänge zwischen Himmel und Erde zu durchschauen und es deshalb sinnvoller erscheint, die Kontrolle an die wohl weisere Instanz, unsere Seele abzugeben.

Zu lernen, was einem wichtig ist und dafür einzustehen ist für alle gut.

Auch wenn das Umfeld zuerst eventuell irritiert oder mit Widerstand reagiert.

Wurzelritual

Das Wurzelritual ist ein zentrales Ritual zur Anbindung an Himmel und Erde und zum Öffnen des energetischen Körpers. Es eignet sich zur täglichen Durchführung nach dem Aufstehen, um gut gestärkt und geschützt in den Tag zu starten.
Dieses Ritual ist ziemlich umfangreich. Daher empfehle ich, es einmal sehr bewusst und mit viel Zeit, Liebe und Hingabe durchzuführen. Später kann es dann durch die energetische Programmierung ersetzt werden, diese wird im nächsten Gliederungspunkt erläutert.

Bitte Deine Seele um die Aufsicht über die Geschehnisse während des Rituals, sodass alles was passiert, gut und richtig für Dich ist, dann visualisiere alle nachfolgenden Ausführungen:
Lasse aus Deinen Füßen goldene Wurzeln zum und in den Erdkern hineinwachsen (das Magma des Erdkerns entspricht der Liebesenergie der Mutter Erde, auch Gaia genannt und ist in der Regel orange-rot).

Danach lässt Du alles Schwere über die Wurzeln in den Erdkern abfließen, dort verbrennt es.
Anschließend lässt Du Magma über die Wurzeln aufsteigen, um dann Deinen Körper, von den Füßen nach oben bis zum Kopf, mit dem Magma auszufüllen.

Um die Emotionen der Mitmenschen oder allgemein Energien im Alltag nicht so intensiv mitzufühlen, erschaffst Du eine Energiekugel um Dich herum in der Farbe, die Deine Intuition Dir zeigt. Die Wand der Energiekugel soll alle Energien hinaus-, aber keine fremden hereinkommen lassen.
Die Energiekugel kann auch losgelöst vom Wurzelritual erschaffen werden, wenn einem gerade die fremden Energien zu viel sind.

Erschaffe dann eine Lichtsäule, die von oben auf Dich herabkommt, damit sich die universelle, göttliche Energie (hellweiß/golden) von oben über den Kopf bis zum Boden ausbreiten kann.
Lasse die göttliche Heilenergie durch die Lichtsäule in Dein Kronen-Chakra (höchster Punkt am Kopf) hineinfließen und fülle Deinen Körper ganz mit dieser Energie von oben nach unten auf.
Lokalisiere den göttlichen Funken in Deinem Herzen und vergrößere ihn, bis er Dich ganz ausfüllt.

Dann kannst Du Deine Chakren öffnen (siehe nachfolgende Illustration); von unten nach oben. Das Chakra ist jeweils eine Blüte oder Energiekugel in einer bestimmten Farbe, die sich öffnet. Die Energie fließt und pulsiert durch sie in Deinem Körper.
Das Wurzel-Chakra ist rot, das Sakral-Chakra orange, das Solarplexus-Chakra gelb, das Herz-Chakra grün/rosa, das Hals- und Nacken-Chakra hellblau, das Stirn-Chakra dunkelblau und das Kronen-Chakra violett/weiß. Die Fuß- und Hand-Chakren lässt Du sich ebenfalls öffnen. Vertraue auf Deine Intuition und sieh selbst, wie sie aussehen bzw. welche Farben sie haben. Keine Beschreibung ist dogmatisch zu verstehen, nimm an was Dir Deine Intuition zeigt.

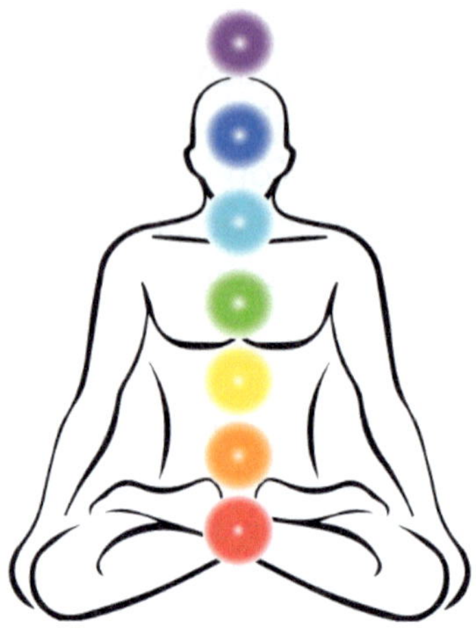

Abbildung 4: Die Chakren

Spüre, wie die Energie Dich durchströmt und Du perfekt mit Deiner Seele, der Welt, dem Himmel und der Erde verbunden bist.
Jetzt bist Du bereit für den Tag!

Energetische Programmierung

Ich bin, wie an anderer Stelle schon beschrieben, sehr bemüht, alle Methoden so kurz, einfach und prägnant wie möglich zu gestalten.

Da ein Ritual, wie beispielsweise das Wurzelritual, einige Zeit in Anspruch nimmt und diese früh morgens ungern von mir aufgebracht wird, habe ich den Impuls eines Freundes aufgenommen und die energetische Programmierung entwickelt.

Wie alles in der energetischen Welt, erfolgt dies einfach durch bewusste Ausrichtung und Anweisungen.

Nach der vollständigen Ausführung des Rituals oder der Methode bestimmt man einen Auslöser für die Wiederholung des Rituals. Ein Auslöser kann zum Beispiel ein Fingerschnipsen zeitgleich mit einem gedachten Wort sein oder nur ein Wort oder eine geistige Haltung usw...
Benutzt man den Auslöser, so startet das Ritual völlig selbstständig und arbeitet sich an den vorher bestimmten Visualisierungen entlang bis zum gewünschten Endzustand.

Auch die Änderung der energetischen Programmierung ist einfach durch eine bewusste Ausrichtung möglich. So kann man beliebig Teile weglassen, Energien verändern, die Reihenfolge ändern usw., einfach durch die Anweisung, dass dies zukünftig so passieren soll.

Diese Welt ist nicht kompliziert, wir machen sie uns kompliziert, egal ob im täglichen Leben, bei Gesetzen und Bestimmungen oder beim Heilen.

Das Streben nach Perfektion ist häufig der Grund dafür, dabei sind wir und die Welt schon perfekt!

Das Leben, der Umgang mit Herausforderungen, die Energiearbeit und das Heilen darf und kann leicht sein!

Energetische Behandlung des Körpers

Manchmal verhaken sich Energien oder Energiereste im Körper. Diese lassen sich aus dem Körper herausspülen, das nenne ich energetische Reinigung des Körpers. Dafür lässt man sich goldene Wurzeln aus den Füßen bis ins Magma der Erde wachsen (siehe „Wurzelritual“).

Anschließend lässt man über das Kronen-Chakra (höchster Punkt des Kopfes) folgende Energien in sich hineinlaufen, sodass der ganze Körper ausgefüllt ist. Es ist empfehlenswert, die Energien besonders dorthin zu schicken, wo sie als notwendig erachtet werden. Diese Entscheidung kann auch an die Seele übertragen werden, sodass die Seele bestimmt, wo die Energie hinfließen soll. Zum Schluss kann man die Energie dann über die Wurzeln abfließen lassen oder behält sie im Körper, wie es sich stimmiger anfühlt.
Die in der Folge beschriebenen Farben werden für die energetische Reinigung empfohlen. Die eigene Intuition zeigt einem, welche sich im Moment gut oder weniger gut anfühlen, also gerade mehr oder weniger gebraucht werden.
Die Farbe Gold steht für das Göttliche. Sie ist fast immer sehr heilsam und empfehlenswert.
Die Farbe Silber steht für die Vergangenheit. Sie reinigt Energien, die von vergangenen Erlebnissen herrühren.
Die Farbe Violett steht für das Transzendente. Sie hilft bei der energetischen Reinigung von transzendenten Verbindungen und spirituellen Erfahrungen und/oder Erlebnissen.
Darüber hinaus empfiehlt sich das Reinigen mit einer intuitiv gewählten eigenen Farbe.

Neben der energetischen Reinigung des Körpers kann der Körper auch bei Verletzungen, Schiefstellungen oder anderen Disbalancen behandelt werden. Man schickt den Körper dafür in seine „göttlich-richtige Ordnung“. Dies bewirkt, dass sich alle Zellen wieder in ihren gesunden Urzustand zurückbewegen und harmonisch miteinander im Körper interagieren.

Um das oder andere neue Denkmuster im Gehirn zu manifestieren, ist es hilfreich, auch die Synapsen entsprechend anzupassen. Die Synapsen im Gehirn sind die Verbindungen zwischen den Nervenzellen, sie sorgen für die Signalübertragung. Wird ein Gedanke oft gedacht, so werden die betroffenen Synapsen ausgebaut und können zur „Datenautobahn“ werden. Findet ein Gedankenmuster keine Verwendung mehr, so werden die Synapsen mit der Zeit abgebaut. Um diesen Prozess zu beschleunigen, empfehle ich, energetisch nachzuhelfen, indem wir die Synapsen bitten, sich dem neuen Muster entsprechend anzupassen.

Es gibt weder böse Menschen noch böse Wesen.

Jede Handlung verfolgt einen tieferen, nicht immer sofort sichtbaren Sinn.

Farbdusche

Eine ähnliche Methode, um den Körper und den Geist zu säubern und zu heilen, ist die Farbdusche. Es kommen vier Farben zum Einsatz, die man einfach über das Kronen-Chakra in die entsprechende Region schickt.

Für den Körper (ohne Gehirn) verwendet man die Farbe Rosa, um ihn zu reinigen und anschließend die Farbe Hellblau, um ihn in die Heilung zu schicken. Die Farben schickt man einfach hintereinander in den (gesamten) Körper.

Um den Geist und das Gehirn physisch mit seinen Synapsen und energetisch mit seinen Glaubenssätzen und Themen zu säubern und zu heilen, schickt man zuerst die Farbe Silber in das Gehirn und das Rückenmark und anschließend die Farbe Gold.

Die Veränderung sollte direkt spürbar und der Körper wie auch der Geist von störenden Beeinflussungen oder Glaubenssätzen befreit sein.

Zur Manifestierung des Zustands empfehle ich die Farbe Platin zu benutzen.

> *Die Begrenzungen liegen in uns, in unserem Geist und unseren Überzeugungen, bewusst und unbewusst.*
>
> *Verändern wir diese Grenzen, ist fast alles möglich.*

Wesen prüfen oder vertreiben

Wie im Theorieteil näher beschrieben, gibt es Energiewesen, die irdisch agieren.

Will man sie befragen oder ihnen helfen, so schickt man sie in einen erdachten goldenen (Schutz-)Raum und kommuniziert dort mit ihnen.

Häufig kommen Seelen als Geister, weil sie ins Licht, also auf die andere Seite, wollen. Um hilfreich zu wirken, kann entweder sogleich oder nach der Befragung eine Lichtsäule visualisiert und die Seele hineingeschickt werden.

Will man sie aber einfach nur loswerden oder hat man schlicht große Angst vor einer Wesenheit, so hilft es die Engel zu bitten, die Wesenheit zu entfernen.

Es gibt viele Engel, die für uns da sind und unser Ersuchen umgehend beantworten.

Die Angst kann in der Folge mithilfe der „Energiehygiene" gesenkt werden, um zukünftig weniger gefordert zu sein.

Geistheilung

Die Geistheilung umfasst die Behandlung von allen körperlichen, seelischen und geistigen Beschwerden, inklusive ihrer Themen.
Informationen über Themen, Zusammenhänge und Lösungsansätze werden z.B. mithilfe von Intuition, Pendeln, Eingebungen und Gespür erlangt. In diesem Buch habe ich bewusst alle Methoden so gewählt, dass sie ohne Hilfsmittel, z.B. Pendel oder Tensor praktiziert werden können.
Ich arbeite viel mit den Informationen, welche die Betroffenen selbst ermitteln. Dabei lernen sie wieder, ihrer Intuition zu vertrauen. Das gilt natürlich auch für Dich, den Leser dieses Buches.

Die beiden vorgelagerten Punkte „Schema der nachhaltigen Energiearbeit“ und „Energiehygiene“ zu Beginn des Praxisteils, sind essenzielle Bestandteile meiner Energiearbeit und ich empfehle dringend, sie zu lesen, falls das noch nicht geschehen sein sollte.

Um eine strukturierte Denkweise zu etablieren, wird zwischen einer irdisch-menschlichen Ebene und der himmlisch-seelischen Ebene differenziert.
Unter der irdisch-menschlichen Ebene wird alles, was mit unserem Leben als Mensch im Hier und Jetzt zu tun hat, verstanden.

Die himmlisch-seelische Ebene steht für alles, was die Seele in dieses Leben mitgebracht hat, wie das Karma, die Ahnenlast und ihren Seelenplan und für alles auf der anderen Seite.

Bei der Lösung von Themen werden oft beide Ebenen behandelt. Ein Beispiel hierfür wäre der Umgang mit einem empfundenen Fehlverhalten eines Elternteils. Auf menschlicher Ebene kann systemisch dem Elternteil die Verantwortung (energetische Last siehe „Energiehygiene") zugeschoben werden. Gleichzeitig sollte aber auf himmlisch-seelischer Ebene Harmonie mit der Seele hergestellt werden. Die Seele erfüllt ja nur den vereinbarten Seelenplan und nimmt dafür eine karmische Last in Kauf. Ihr sollte also mindestens verziehen werden, eigentlich hätte sie es verdient, geehrt zu werden.

Jeder Mensch hat Themen.

Bist Du mutig genug, sie Dir anzusehen und sie zu lösen?

Irdisch-menschliche Ebene

Intuition

In einer wissenszentrierten Welt wie unserer westlichen dürfen Intuition und Bauchgefühl oft erst wiederentdeckt werden. Auch Frauen darf ich als Mann häufig die energetisch-weibliche Intuition erst näherbringen. Es wurde ihnen, wie fast allen, schlicht aberzogen, auf ihr Gefühl zu achten oder gar zu hören.
Ein leichter Weg, die Intuition wahrzunehmen, ist auf den ersten Impuls zu achten. Man kann das für jede beliebige Fragestellung nutzen. Entscheidend ist der erste Geistesblitz, bevor man beginnt nachzudenken.
Möchte man die eigene Intuition benutzen, um etwas quantifizierbarer zu machen, so hilft die Frage nach dem Stresswert, dem Angstwert, dem Traumawert usw. Dafür eignet sich eine Skala von 0 bis 10 oder eine Prozentskala also von 0 bis 100. Ein hoher Wert steht für ein hohes Stressniveau, Angstniveau usw.

Zum Üben kannst Du den Stresswert zu einem Thema oder einer Beschwerde testen.

In der Zehnerskala sind Werte bis 3 ok, wenn auch störend. Alle Werte über 3 sollten umgehend mithilfe der „Energiehygiene“ gesenkt werden. Der Wert kann nach der Durchführung nochmals ermittelt werden und sollte dann niedriger sein. Ist er immer noch zu hoch, empfiehlt es sich, die Energiehygiene zu wiederholen. Senkt sich der Wert immer noch nicht, so gibt es sehr wahrscheinlich eine Blockade in Form einer thematischen Verstrickung oder eines Traumas, das vorher gelöst werden muss.

Eine psychische oder körperliche Beschwerde wird nicht selten von mehreren Themen verursacht; hierfür empfiehlt sich das intuitive Schreiben. Man fühlt sich in die Beschwerde hinein und schreibt, ohne zu denken, einfach intuitiv die Gründe auf ein Blatt Papier. Im zweiten Schritt kann dann jeder Punkt mit der Zehnerskala bewertet werden. Das Ergebnis ist eine gute Basis für die folgende Bearbeitung der Themen.

> *Intuition und Vertrauen sind unsere großen Wegbereiter in eine Zukunft voller Zufriedenheit, Ausgeglichenheit und Gesundheit.*

Themen und Muster auflösen

Ungünstige Verhaltens- und Denkweisen kommen häufig aus Mustern, die im unbewussten Teil des Bewusstseins beheimatet sind. Um Muster aufzulösen, ziehe ich gerne die Energiehygiene (siehe „Energiehygiene“) heran. Im ersten Schritt werden alle fremden Energien wieder dorthin zurückgeschickt, wo sie herkamen und im zweiten Schritt alle aufkeimenden Emotionen zugelassen und aufgelöst.
Nachfolgend kann es sinnvoll sein, positive Glaubenssätze zu manifestieren (siehe „Glaubenssätze verändern“).

Themen stellen den Ursprung von wiederkehrenden emotionalen Belastungen dar, sie stammen aus diesem Leben oder wurden über den Seelenplan mitgebracht.
Für die Themen des Seelenplans empfehle ich, nur die akute Belastung durch die Energiehygiene wegzuarbeiten. Am Seelenplan würde ich nichts verändern.
Die Themen, die in diesem Leben entstanden sind, können unproblematisch bearbeitet werden. Auch sie können mit der Energiehygiene aufgelöst werden, die fremden Energien werden zurückgeschickt, die eigenen zugelassen und aufgelöst.

Um Themen aufzuspüren, empfehlen sich folgende Kernfragen:
Was zeigt mir die Beschwerde oder die Person?
Woran hindert mich die Beschwerde?
Welches Thema will gesehen und gelöst werden?

Für eine körperliche Beschwerde hilft insbesondere die Frage:
Welche Seite des Körpers und welches Körperteil sind betroffen?
Die rechte Körperseite steht für das Männliche und/oder die Vergangenheit, die linke Körperseite für das Weibliche und/oder die Zukunft.

Eine Beschwerde an der rechten Schulter kann somit bedeuten, dass der Betroffene etwas als Mann oder für einen Mann und/oder etwas aus seiner Vergangenheit trägt oder schultert.
Eine Beschwerde am linken Fuß kann bedeuten, dass der Betroffene nicht weiß, in welche Richtung er gehen soll, metaphorisch verstanden. Es könnte sich um das Thema „Frauen“ oder „Weiblichkeit“ im weitesten Sinne und/oder einfach um den Umgang mit seiner Zukunft handeln.

Im Sprachgebrauch finden wir zahlreiche Hinweise auf die Somatik der Seele; ein paar davon möchte ich nachfolgend erläutern.
Hat man Schnupfen, kann das heißen, man hat die Nase voll von etwas. Husten kann bedeuten, man spricht etwas nicht aus, aber würde jemandem gerne etwas husten. Zahnprobleme können von einer Verbissenheit herrühren, mit Schluckbeschwerden hat man wohl an etwas schwer zu schlucken. Ellbogenprobleme hat man vielleicht, weil man das Gefühl hat, die Ellbogen ausfahren zu müssen. Schlägt einem etwas auf den Magen oder liegt einem etwas im Magen, im übertragenen Sinn, so führt das oft auch physisch zu Magenbeschwerden. Hat man etwas zu verdauen, wirkt sich das oft auf den Verdauungstrakt, also den Magen-Darm-Bereich aus. Ist jemand schlecht gelaunt oder wütend, so fragt man ihn, ob ihm eine Laus über die Leber gelaufen ist. Und wenn einem etwas an die Nieren geht, dann spricht das oft für Ängste und Sorgen.

Wer beim Identifizieren von Themen einen Denkanstoß benötigt, dem empfehle ich die im Theorieteil genannten Bücher von Lise Bourbeau und Louise Hay. In ihnen werden viele Krankheiten und ihre möglichen metaphysischen Ursachen erklärt. Diese Inhalte sind aber nur als Anstöße zu verstehen, sie können niemals das eigene Gefühl oder die Intuition ersetzen.

Mithilfe der Intuition kann man seinen Fokus auf die Beschwerde richten, sich hineinspüren und dem Thema näherkommen.

Ein Thema kann vielfältig geartet sein. Die folgenden Methoden zeigen mögliche Lösungsansätze, neben der „Energiehygiene“ hilft auch das Behandeln der inneren Kinder Themen und Muster aufzulösen (siehe „Herzarbeit und Heilung der inneren Kinder“).

Um das körperliche Symptom ergänzend energetisch zu behandeln, empfehle ich, um die göttliche Heilenergie zu bitten und anschließend das Bewusstsein darauf zu richten, dass der „Körper in die göttlich richtige Ordnung gehen soll" (siehe „Energetische Behandlung des Körpers" im Kapitel „Energiearbeit für den Alltag").

Es kommt vor, dass man von einem Symptom beeinträchtigt wird, man aber gerade weder Zeit noch Muse hat, um das Thema aufzulösen. Dann hilft der Spruch: „Aufgeschoben ist aufgehoben". Das bedeutet, es ist möglich, das gerade aufgetauchte Thema zu vertagen. Visualisiere dafür eine goldene Kiste, lege die Themen in die Kiste und verschließe sie. Die Symptome sollten verschwinden und die Themen können später, wenn man bereit dafür ist, wieder herausgenommen, angeschaut und aufgelöst werden.

Alles, was Dich stört, nervt oder aufregt, findest Du als Thema in Dir. Der Widerstand, den Du spürst, zeigt Dir Deine Resonanz.

Die Lösung liegt daher selten im Verändern der Welt, sondern besser im Verändern Deiner Haltung und dem Auflösen Deiner Themen.

Herzarbeit und Heilung der inneren Kinder

Die Herzarbeit und die Heilung der inneren Kinder führen zu einer harmonischen und ausgeglichenen Gefühlswelt. Auch der Selbstwert und die Selbstliebe können durch sie gesteigert werden.
Für die Herzarbeit wird das energetische Herz (siehe auch Theorieteil) aufgesucht und zu einem absoluten Wohlfühlraum umgestaltet.
Das energetische Herz kann als Raum, der sich auf Herzhöhe in der Mitte des Körpers befindet, visualisiert werden. Man begibt sich in diesen Raum, spürt in ihn hinein und schaut sich um. Ist dieser Raum

nicht schön, sondern z.B. schwer und dunkel, so hilft es, ihn umzugestalten.
Diese Umgestaltung erfolgt dabei durch eine einfache Visualisierung. Wie mit einem Grafikprogramm eines Computers, nur viel einfacher, kann der Raum so gestaltet werden, wie es gewünscht wird. Wenn der erwünschte Raumzustand erreicht ist, können alle Menschen und Lebewesen, die man liebt, in das Herz eingeladen werden. In diesem Raum sollte kein Schatten, keine dunkle Ritze oder gar ein dunkles Zimmer mehr sein. Das gesamte energetische Herz soll sichtbar und optimal schön gestaltet sein.
Im energetischen Herzen befindet sich auch eine Quelle der Selbstliebe. Hier kann man ergründen, warum die Selbstliebe nicht so sprudelt, wie sie das sollte. Themen können identifiziert und gelöst werden, sodass die Selbstliebe wieder ungehindert fließen kann. Dies wirkt sich in der Regel auch auf den Selbstwert aus.
Steine, die den Fluss behindern, sind Beispiele für visualisierte Themen, die entfernt bzw. gelöst werden sollten.

Ein Grund für eine mangelhafte Ausprägung von Selbstliebe und Selbstwert sind oft auch nicht angenommene innere Kinder (siehe auch Theorieteil). Alle inneren Kinder, denen es nicht gut geht, sollten in Heilung gebracht werden.
Anstatt sich jedes innere Kind einzeln anzuschauen, empfehle ich, eine Art „Gruppenheilung“ durchzuführen:
Visualisiere hierfür einen leeren goldenen Raum und bitte alle inneren Kinder, denen es nicht gut geht, in den Raum zu kommen. Stelle Dich selbst ebenfalls in den Raum. Kuschelt Euch alle zusammen und nehmt Euch in die Arme. Gib Deinen inneren Kindern die Liebe, Geborgenheit und Zuneigung, die sie brauchen, damit es ihnen wieder gut geht. Wenn Du magst, kannst Du Dir von oben göttliche Heilenergie dazu holen, Dich damit über das Kronen-Chakra auffüllen und die folgende Energie anschließend über Dein Herz oder Deine

Hände an Deine inneren Kinder weitergeben, um die Heilung und das Trösten zu unterstützen. Mache das solange, bis es den inneren Kindern wieder gut geht und schicke sie dann in Dein energetisches Herz, dort dürfen sie sich einen schönen Platz suchen.

Manchmal bleiben einzelne Kinder über, denen die Gruppenheilung nicht gereicht hat, damit es ihnen wieder gut geht. Diese Kinder darfst Du Dir jetzt einzeln ansehen.
Um auf die entsprechenden inneren Kinder zu kommen, nehmen wir wieder die Intuition zu Hilfe. Zunächst darfst Du schauen, wie viele verbleibende innere Kinder es sind. Entweder Du siehst Dich im Raum um, oder Du lässt intuitiv eine Zahl kommen.
Um die inneren Kinder zu identifizieren, hilft es, sie anzusehen und sich das jeweilige Alter intuitiv zeigen zu lassen. Die Umstände für den Heilungsbedarf können jetzt erspürt oder durch Wissen über die eigene Vergangenheit erschlossen werden.

Das jeweilige innere Kind kann dann vom erwachsenen Ich getröstet und mit Liebe und Nähe versorgt werden, bis es ihm gut geht. Oft geht es auch darum, einem anderen die Verantwortung zurückzugeben, welche das Kind fälschlicherweise trägt. Kinder übernehmen häufig die Verantwortung für Entscheidungen der Erwachsenen, z.B. bei einer Trennung der Eltern oder fühlen sich schuldig, obwohl sie selbst unfair von ihren Mitmenschen behandelt wurden. Das Zurückgeben der Verantwortung ent-lastet das Kind und bringt Heilung. Das Zurückgeben erfolgt einfach wie in der „Energiehygiene“ per Anweisung.

Dem geheilten inneren Kind darfst Du dann ebenfalls einen schönen Platz in Deinem energetischen Herz geben.

Es ist von zentraler Wichtigkeit, dass jedes innere Kind angenommen wird und man sich/dem inneren Kind vergibt. Findet dies nicht statt, lehnt man einen Teil von sich selbst ab.

Um den Selbstwert zu steigern, kann es darüber hinaus sinnvoll sein, intuitiv zu erfragen, wer oder was einen klein hält. Wenn der Grund dafür gefunden ist, beseitigt man ihn z.B. durch das Zurückgeben von Verantwortungen oder durch das Verändern der hinderlichen Glaubenssätze (siehe nächste Methode „Glaubenssätze verändern").

Jede Aussage, die Dich trifft oder aufwühlt, solltest Du Dir besonders ansehen. Alles, was Dich trifft, betrifft ein Thema in Dir.

Löst man das Thema, verändert sich auch der Umgang mit dem Gesagten.

Glaubenssätze verändern

Viele ungünstige Muster liegen in unwahren, destruktiven Glaubenssätzen begründet. Diese Glaubenssätze wurden gelernt oder erfahren und oft ständig wiederholt. Sie könnten „Liebe muss man sich verdienen.", „Das Leben schenkt einem Nichts." oder „Ich bin erst perfekt, wenn ich erfolgreich und schlank bin." lauten. Solche Glaubenssätze sorgen dafür, dass wir keine Ruhe finden, ständig im Mangel leben und nie mit dem Istzustand zufrieden sind.

Glaubenssätze können verändert werden und in der Regel geht dies ziemlich leicht.
Alte destruktive Glaubenssätze kann man durch neue konstruktive überschreiben. Neue Glaubenssätze könnten beispielsweise so klingen:

„Ich bin perfekt, wie ich bin.", „Ich muss keinen Erwartungen gerecht werden.", „Mein Leben darf leicht sein.", „Ich vertraue auf mein Schicksal." oder „Alles was passiert, ist richtig und gut.".
Meine Empfehlung ist, immer die Licht- und Schattenseiten eines Themas zu bearbeiten. Das bedeutet konkret, zuerst das entsprechende destruktive Muster (Schatten) aufzulösen, z.B. durch die „Energiehygiene" und danach die positiven Glaubenssätze (Licht) zu manifestieren.
Ich empfehle, um die göttliche Heilenergie zu bitten und dann den entsprechenden neuen Glaubenssatz solange zu wiederholen und zu spüren, bis er sich wahr und stimmig anfühlt. Man kann den Glaubenssatz denken oder laut sagen. Hilfreich kann es auch sein, dies vor dem Spiegel zu tun.
Stellt sich das entsprechende Gefühl noch nicht ein, kann man diese Prozedur die nächsten drei Tage oder nach Bedarf wiederholen. Die vorher erläuterte „Sprechblasenmethode" kann auch zur Veränderung eines Glaubenssatzes benutzt werden.

Gesundheit und Wohlbefinden erwachsen nicht durch Disziplin und Strenge,
sie entwickeln sich durch Gelöstheit, Zuversicht und Vertrauen.

Spiegelbildmethode

Eine sehr schnelle und wirksame Methode, um einen gewünschten Gefühlszustand zu erreichen, stellt die Spiegelbildmethode dar.
Gewünschte Gefühlszustände können beispielsweise eine tiefe, intensive Selbstliebe oder das Gefühl absoluter Schönheit oder Stärke sein. Die Wirksamkeit der Spiegelbildmethode beruht auf dem positiven Überschreiben des aktuellen Zustands. Es ist gar nicht notwendig,

sich mit den Gründen für das schlechte Gefühl auseinanderzusetzen, das schöne Gefühl überschreibt im besten Falle einfach das schlechte.

Visualisiere einen leeren goldenen Raum, um einen geschützten Rahmen für die Spiegelbildmethode zu schaffen.
Begib Dich selbst in den Raum und stelle Dein Wunschspiegelbild Dir gegenüber. Wer sich schon sehr im Vertrauen zu seiner Seele befindet, kann auch der Seele die Gestaltung des Spiegelbildes überlassen.
Betrachte Dein Spiegelbild, lasse es auf Dich wirken, fühle es, nähere Dich ihm und umarme es, um es noch deutlicher zu spüren und Dich daran zu gewöhnen.
Wenn Du bereit bist, werde Dir bewusst, dass dieses Spiegelbild ein energetischer Teil Deiner selbst ist und nimm es in Dich hinein. Fülle Dich mit diesem Gefühl aus und manifestiere es in Dir.
Alles, was Du erlebst, fühlst und als wahr annimmst, wird sich auch im Außen bemerkbar machen.

Dein Ego und Dein Verstand haben einen Sinn, verteufle sie nicht, sondern nimm sie liebevoll an.

Wenn Dein Verstand aber gegen Dein Gefühl spricht, rate ich Dir, besonders gut hinzuhorchen.

Die Seele äußert sich ausschließlich über Deine Intuition und Dein Gefühl.

Energetische Verbindungen auflösen

Gibt es eine energetische Verbindung zu einem anderen Menschen, kann diese aufgelöst werden. Oft wirken diese Verbindungen wie ein Bannstrahl und nehmen dem Betroffenen die Freiheit, das zu tun, was für ihn gut und richtig wäre.

Eine Verbindung der reinen Liebe von Herz zu Herz darf immer vorhanden sein und bestehen bleiben.

Die übrigen Verbindungen können einfach durchtrennt werden. Mit einem Schwert aus Energie oder Licht können alle Verbindungen durchschnitten werden.

Erschaffe einen leeren goldenen Raum und begib Dich selbst hinein. Bitte die Seele der anderen Person ebenfalls in den Raum zu kommen. Wechsle in die Vogelperspektive und betrachte Dich von oben. Richte Deinen Fokus auf die energetischen Verbindungen zwischen Dir und der zweiten Person und trenne sie mit dem Schwert aus Energie.

Die Auflösung der Verbindung zu einem (Ex-)Partner bedarf oft mehrerer Schritte, diese werden im Punkt „Ebenen übergreifende Methoden“ ausführlich beschrieben.

> *Krankheit entsteht häufig aus einer unbewussten Vermeidung heraus.*
>
> *Wenn wir z.B. eigentlich ein schlechtes Gefühl bei einem Ereignis oder einer Tätigkeit hätten, dieses aber aus Pflichtbewusstsein beiseiteschieben, ist Krankheit die Lösung für unser Unterbewusstsein.*
>
> *Um das Dilemma zu lösen, genügt es, sich selbst ganz bewusst zu erlauben, das zu tun, was sich gut anfühlt, also z.B. zu Hause zu bleiben.*

Der Weg ins Unbewusste

Der Wunsch, ein Thema als Ursprung von Beschwerden klar benennen und identifizieren zu können, entspringt unserem Verstand; wichtig für die energetische Heilung ist es nicht. Es genügt, die Emotionen kommen zu lassen, sie anzunehmen und die Energien aufzulösen.
Ein Weg zu den Themen oder eben den Emotionen und Mustern, die im Unbewussten versteckt liegen, stellt die nachfolgende Methode dar.
Du betrittst in Gedanken eine Treppe nach unten ins Unbewusste. Gehe sehr bewusst Schritt für Schritt und achte darauf, was sich zeigt in Bildern, Gefühlen oder sonst wie. Alles hat eine Bedeutung. Du hast die Wahl, tiefer in die hochkommenden Energien einzusteigen, um sie zu identifizieren oder sie einfach aufzulösen. Je tiefer Du hinabsteigst, umso tiefer vergraben waren die Energien im Unbewussten.

Jeder Schritt ist ein Schritt nach vorne.

Es gibt kein Falsch und Richtig und daher auch keinen falschen Weg.

Jeder Weg führt uns in die Reifung.

Themen als Kugel visualisieren

Manchmal sind Themen ineinander verstrickt und verwoben. Um dieses Durcheinander zu ordnen und zu lösen, kann man das Thema als Kugel visualisieren.
Dann spürt man in die Kugel hinein und ermittelt mithilfe der Intuition, wie viele Themen in dieser ersten Kugel stecken. Kommt dann z.B. eine 4, so stecken insgesamt vier Themen in dieser einen Kugel. Die anderen Themen werden aus der ersten Kugel herausgezogen und

zu eigenständigen Kugeln gemacht. Damit erhält man jetzt vier Kugeln mit je einem Thema, die nebeneinanderstehen.
Der Stresswert zur ersten Kugel sollte sich bereits durch das Herausziehen der anderen Themen senken (zur Stresswertermittlung siehe „Intuition").
Jetzt können die Kugeln nacheinander abgearbeitet und gelöst werden.
Es macht Sinn, jeden Schritt mithilfe des Stresswerts zu bewerten, um die Entwicklung zu verfolgen.
Alle vorher erläuterten Methoden zum Umgang mit energetischen Lasten, Emotionen, Themen und Mustern können für die Abarbeitung der Kugeln verwendet werden.

Alle Begrenzungen (Werte, Überzeugungen, Glaubenssätze, Zwänge usw.) bürden wir uns selbst auf, deswegen haben wir es auch selbst in der Hand, uns davon frei zu machen.

Leinen-los-Methode

Du hast es in der Hand! Und zwar wortwörtlich. Visualisiere alle Leinen (Themen, Muster, Zwänge, Werte, Überzeugungen usw.) die an Dir ziehen. Löse die Fesseln, die eventuell Deinen Körper verknoten, nimm sie in Deine Hände und spüre, wie Du sie festhältst und wie sie Deine Freiheit einschränken.
Versuche, sie anschließend loszulassen und die eventuellen Gründe, die Dich am Loslassen hindern, aufzulösen. Dies führt in ein befreites Leben.
Die zugrunde liegenden Themen und Muster sollen sich mit dem Loslassen mitauflösen, dafür kannst Du auch die „Energiehygiene" nutzen.

> *Anstatt sich ständig Sorgen um unsere Kinder und nahestehenden Menschen zu machen, könnten wir ihnen auch zutrauen, dass sie ihren Weg gut gehen und das erreichen, was für sie wichtig ist, nicht das, was für uns wichtig erscheint.*

Meilenstein-Methode

Diese Methode ist hilfreich, wenn ein bestimmtes Ziel formuliert wurde, diesem aber offensichtlich Stolpersteine im Weg liegen. Ich bin kein Fan von Zielen, da sie so gut wie immer von außen bzw. unserem Verstand, unserem Ego kommen. Ich empfehle daher, sich vertrauensvoll an die Seele zu wenden, sie weiß, was das Beste für uns ist. Wenn Du aber noch nicht dafür bereit bist, die Ziele loszulassen, helfen folgende fünf Schritte dabei, die Stolpersteine aus dem Weg zu räumen und sie in Meilensteine zu verwandeln.

1. Definition des Ziels. (Z.B. Ich habe eine Arbeit, die mir Freude macht.)
2. Intuitive Bestimmung der Zahl der Stolpersteine. (Hier ist die erste Zahl von Bedeutung, die einem in den Sinn kommt. Sind es zu viele, kann man auch die Zahl der wichtigsten Stolpersteine erfragen.)
3. Visualisierung der Stolpersteine im Kopf oder mit Hilfsmitteln (Steine, Kissen oder Ähnliches). Die Steine legt man in einer Linie hintereinander in Richtung des Ziels, das Ziel selbst bekommt auch einen Stein.
4. Abarbeiten der Stolpersteine:

a) Nacheinander hineinspüren in die Stolpersteine, um herauszufinden, was das Thema ist bzw. wo es herkommt.

b) Lösen der Stolpersteinthemen bis zum Ziel, mit den Methoden, die zur Themenlösung und Energiehygiene erläutert wurden.

c) Bearbeitete Stolpersteine können zu hilfreichen Meilensteinen werden, sie kannst Du intuitiv um das Ziel positionieren. Die störenden Stolpersteine können weggelegt werden.

5. Spüren des barrierefreien Ziels zur Verinnerlichung. (Der Zielstein sollte sich jetzt schön und leicht anfühlen, da ja jetzt die Stolpersteine beseitigt wurden.)

Ein Gefühl kommt nie von außen, jede Emotion entsteht in Dir.

Was im Außen geschieht, nehmen wir nur als Anlass, uns entsprechend zu fühlen.

Verändere den Anlass und fühle Dich jederzeit wie Du möchtest.

Himmlisch-seelische Ebene

Ahnenarbeit

Um sich an die Energie der Ahnen anzubinden, ist es in der Regel notwendig, sich an die Energie der Eltern anzubinden. Hat man mit den Eltern als Mensch ein Problem, so kann auch deren Seele visualisiert werden.

Stell Dir vor, Deine Eltern oder ihre Seelen stehen in Deiner Blickrichtung hinter Dir, in der Regel steht die Mutter links und der Vater rechts. Dann öffne Dich für ihre Energie. Hinter ihnen stehen weitere sechs Generationen Deiner Ahnen, die Großeltern, Urgroßeltern usw…. Insgesamt stehen also gerade sieben Generationen Deiner Ahnen hinter Dir, das sind 254 Seelen, und stärken Dir mit ihrer Energie den Rücken (siehe Abbildung 1: „Energetische Einflüsse auf die aktuelle Inkarnation").

Systemisch betrachtet soll die Energie immer von alt zu jung fließen. Eltern geben Energie an die Kinder weiter und nicht umgekehrt. Es geht hier um feinstoffliche Energie, nicht um z.B. eine helfende Hand im Alter.

Es können aber auch Lasten von den Ahnen auf die Nachkommen weitergegeben werden. Wenn beispielsweise ein Ahne sich eine empfundene Schuld nicht verziehen hat, kann diese energetische Last auf die Nachkommen übergehen. Das äußert sich dann oft als Erbkrankheit, Neigung zur Sucht oder in Form von Allergien und anderen vererbbaren Merkmalen.
Um diese Ahnenlasten aufzulösen, reicht es aus, entsprechend viel Liebe und Heilenergie dorthin zu schicken, mit der Ausrichtung die

Ahnenlast aufzulösen. Man bittet um die göttlich-universelle Heilenergie und schickt sie dann zu den Ahnen, um die Ahnenlasten zu heilen.

Hat man keinen Zugang zu ausreichend viel Heilenergie, ist es auch möglich, die Ahnen zu ent-lasten und ihnen die Schuld zu nehmen, indem man ihnen verzeiht und sich bei ihnen bedankt. Oft haben sie ja durch ihre Schuld, z.B. dem Töten als Soldat, ihr Leben geschützt und damit erst die Existenz ihrer Nachkommen, also uns, möglich gemacht.

Dieses Verzeihen kann pauschal an alle Ahnen gerichtet werden. Die eigene Intuition zeigt einem dann, ob es bereits gewirkt hat oder ob man erneut die Aufmerksamkeit auf die Ahnen richten sollte.

Falls es Dir noch nicht klar sein sollte:

Ja, Du bist der inkarnierte Teil einer perfekten Seele und hast Dir dieses Leben ausgesucht.

Und ja, Du hast alles, was Du brauchst, um Dich glücklich und zufrieden zu machen.

Karma lösen

Wie im Theorieteil ausführlich beschrieben, verstehe ich Karma als energetische Last der Vergangenheit aus diesem oder vorherigen Leben. Die Schuld, die man im vergangenen Leben nicht als Verantwortung getragen hat, wirkt in das kommende oder die kommenden Leben hinein.

Eine karmische Last zu er-tragen macht aus meiner Sicht beim Betrachten des Seelenplans keinen Sinn. Übernimmt doch die Seele die unschöne Aufgabe, als Mensch (unter anderem) eine Täterrolle zu übernehmen. Jeder von uns ist in jedem Leben mehr oder weniger

Täter, Opfer und Retter, das gehört zur gegenseitigen Reifung. Dennoch trägt die Seele des Täters diese Last häufig mit in die nächsten Inkarnationen. Das geschieht oft dadurch, dass der Täter sich die Tat bis zu seinem Tod nicht verzeiht und mit der empfundenen Schuld stirbt. Von dieser oft sehr unangenehmen Last darf und kann man sich befreien.

Um eine karmische Last aufzulösen, reicht es aus, wie beim davor beschriebenen Auflösen der Ahnenlast, entsprechend viel Liebe und Heilenergie dorthin zu schicken. Ist dieser Zugang zur Heilenergie nicht so effektiv, hilft es, sich selbst für die vergangenen Taten zu verzeihen.

Die Seele ist nichts Passives oder Statisches.

Aus meiner Sicht ist sie Energie, die ständig interagiert und pulsiert.

Jede Emotion, jeder Gedanke, jede Verbindung zu einem oder mehreren Menschen wirkt sich energetisch auf uns aus.

Deswegen kann man mit Energiearbeit einen Heilungsprozess initiieren und sich von Lasten befreien.

Seelenanteile zurückholen und zurückgeben

Bei intensiven Begegnungen können Seelenanteile auf den anderen übergehen. Um wieder ganz bei sich zu landen, ist es sinnvoll, sich seine Seelenanteile zurückzuholen und den anderen ihre Seelenanteile zurückzugeben.

Dieser Übergang der Seelenanteile kann in diesem oder vergangenen Leben passiert sein.

Wenn es in diesem Leben geschehen ist, haben wir den Vorteil, dass wir mithilfe unserer Intuition und unseres Wissens über unsere Vergangenheit relativ leicht die betreffenden Personen ausfindig machen können.
Haben wir eine Person identifiziert, begeben wir uns in einen von uns erschaffenen leeren goldenen Raum, bitten die Seele der anderen Person ebenfalls in den Raum zu kommen, lassen die fremden Seelenanteile in ein schönes Gefäß z.B. ein goldenes Kästchen fließen und übergeben sie dem Eigner. Gleichzeitig lassen wir uns ein Kästchen mit unseren abgegebenen Seelenanteilen von der Person geben. Wir öffnen dann das Kästchen und lassen unsere zurückgeholten Seelenanteile an die Positionen zurückgehen, wo sie hingehören. Die göttlich-universelle Heilenergie darf uns dabei unterstützen.
Die eventuell auftauchende Emotion lassen wir zu und lösen sie mithilfe der „Energiehygiene“ auf.

Geht es um Seelenanteile, die wir in vergangenen Leben abgegeben haben, fehlt uns leider das unmittelbare Wissen über die damaligen Gegebenheiten. Dieses Wissen liegt in der Akasha-Chronik. Sie ist nach dem Sanskrit-Begriff für „Äther“ oder „Raum“ benannt und ist das immaterielle geistige Weltengedächtnis, ein raumzeitloses Buch des Lebens aus einer höheren Dimension. In ihr findet man das allumfassende Wissen der Schöpfung aus der Vergangenheit, der Gegenwart und für die Zukunft.
In ihr liegen auch die Seelenbücher, in denen alles zu unseren vorangegangenen Inkarnationen geschrieben steht. Es ist möglich, die Akasha-Chronik mithilfe einer Gedankenreise zu besuchen, sich das eigene Seelenbuch bringen und an relevanter Stelle aufschlagen zu lassen und in das Buch und damit in die Inkarnation der Vergangenheit zu springen. Dadurch ist es möglich, sich in jenem Leben umzusehen, die wesentlichen Meilensteine und Reifungen zu betrachten und die Seelenanteile von dort wieder zurückzuholen.

Ich würde der Einfachheit halber empfehlen, sich die Seelenanteile aus vorangegangenen Leben zurückzuholen, indem man sie schlicht einlädt zurückzukehren und alle betroffenen Seelen bittet, sie gehen zu lassen. Treten Begleiterscheinungen auf, empfehle ich, diese mit der „Energiehygiene“ aufzulösen.

Achtung, Emotionen sind ansteckend!

Die häufigste Ursache für Krankheit, Beschwerden, Glück oder Wohlbefinden sind die Emotionen anderer Menschen.

Daher ist mein Rat für ein gesundes Leben: Umgib Dich mit tollen Menschen und achte auf Deine Energien.

Ebenen-übergreifende Methoden

Einige Methoden finden in beiden Ebenen statt, da die Heilung irdische und seelische Energien und Themen betrifft. Das ist beispielsweise beim Trennungsritual der Fall (zweiter Unterpunkt des Kapitels), bei dem man die Seelenanteile zurückholt und zurückgibt (himmlisch-seelische Ebene) und alle energetischen Verbindungen zum Ex-Partner trennt (irdisch-menschliche Ebene). Nur wenn beide Ebenen berücksichtigt wurden, ist eine energetisch saubere Trennung erfolgt.

Erleuchtung ist kein Zustand, sie ist eine Erkenntnis.

Die Verbindung und Empfindungen kann auch jemand haben, der einfach nur präsent ist.

Bilde Dir nichts auf Deine Erkenntnis ein und hebe nicht ab.

Nutze die Erkenntnis, um in Zufriedenheit und voller Hingabe Dein Leben anzunehmen.

Verzeihensarbeit

Anders als viele spirituelle Lehrer sehe ich die Verzeihensarbeit etwas differenzierter. Es erscheint mir wichtig, die beiden behandelten Ebenen zu berücksichtigen.

Auf der menschlich-irdischen Ebene empfehle ich, systemisch vorzugehen und die Verantwortung für die Tat dem Täter zukommen zu lassen.

Auf der himmlisch-seelischen Ebene halte ich es für notwendig, der Seele zu verzeihen, um mit ihr und mit sich selbst wieder in Harmonie zu kommen.

Ein Verzeihen auf der menschlichen Ebene nimmt dem Täter die Möglichkeit, seine Verantwortung als energetische Last zu tragen und abzuarbeiten. Wird z.B. eine Ehefrau von ihrem Mann betrogen und verzeiht ihm das, weil sie ihn so liebt, wird sie zur „Heiligen" und es ist in der Folge schwer, dem Partner auf Augenhöhe zu begegnen. Lässt die Frau den Mann aber sein Päckchen tragen, begegnen sie sich auf Augenhöhe und sie kann wertschätzen, was er leistet, um seiner Verantwortung gerecht zu werden.

Die schnellste Möglichkeit, die Last abzuarbeiten, wäre für den Mann übrigens, seiner Frau das Gleiche zuzugestehen. Natürlich tobt unser

Ego bei diesem Gedanken und ich lasse es daher offen, für wie praxistauglich diese Möglichkeit gehalten wird.

Hör auf zu suchen und lasse Dich finden.

Trennungsritual für Beziehungen

Endet eine Beziehung, eine Partnerschaft oder auch eine tiefe Freundschaft, ist es oft sehr schwer, loszulassen und darüber hinwegzukommen. Das Ende kann z.B. durch eine bewusste Entscheidung, einen Streit, eine Entfremdung oder auch den Tod zustande kommen. Es kann Jahre dauern, bis man endlich wieder frei und offen für etwas Neues ist. Das liegt meiner Meinung und Erfahrung nach daran, dass wir immer noch energetisch mit dieser Person verbunden sind. Löst man diese Verbindung, ist man wieder bei sich selbst und kann auch so fühlen und agieren.

Als ersten Schritt empfehle ich wieder die „Energiehygiene". Damit werden alle energetischen Lasten dorthin gebracht, wo sie hingehören und die Emotionen werden gelebt und aufgelöst.

Im zweiten Schritt holen und geben wir nun die Seelenanteile zurück. Die fremden Seelenanteile werden dem anderen zurückgegeben und die eigenen Seelenanteile werden vom anderen zurückgeholt und wieder dem eigenen Energiekörper zurückgegeben (siehe „Seelenanteile zurückholen und zurückgeben").

Im dritten Schritt haben wir die Möglichkeit, uns für die Erfahrungen, Momente und Reifungen, die uns durch das Gegenüber zuteilwurden, zu bedanken. Wer mag, kann darüber hinaus sich und dem Gegenüber auf himmlisch-seelischer Ebene verzeihen. Folgender Wortlaut kann für die Verabschiedung benutzt werden:

„Ich danke Dir für die Erlebnisse, die wir teilen und an denen wir wachsen durften.
Ich verzeihe Dir, ich bitte Dich um Verzeihung und ich verzeihe mir selbst.“

Die Sätze sollten so lange wiederholt werden, bis es sich stimmig anfühlen, in der Regel ein, drei oder sieben Mal.

Im vierten und letzten Schritt trennen wir die energetische Verbindung. Dies geschieht, indem wir entweder die Verbindungen mit einem Schwert aus Licht oder Energie visuell trennen oder indem wir sinngemäß folgendes sagen oder denken:
„Ich trenne diese Verbindung und es bleibt nichts bis auf die reine Liebe.“

Eine Verbindung von Herz zu Herz, die für die reine Liebe steht, darf bestehen bleiben.

Eine Schwäche ist nur dann eine Schwäche, wenn Du sie als solche betrachtest.

Niemandem außer Dir steht es zu, das zu beurteilen. Aber ich würde Dir empfehlen, Dich auch selbst nicht zu beurteilen.

Du bist perfekt, genauso wie Du bist!

Der energetische Fünfklang

Grenzen sind da, um sie infrage zu stellen. Das gilt für Grenzen im Kopf, genauso wie für territoriale oder spirituelle. Die ausführlichen Regelwerke, was man alles nicht tun darf oder soll, haben mich stets inspiriert, die Grenzen auszutesten. Besonders in der Heilarbeit, in der ich sehr im Vertrauen bin und stets meiner Intuition und meinem Gespür folge, erschienen mir manche Grenzen durchaus überschreitbar.

Die Grenzen, die ich tatsächlich für unabdingbar halte, sind die, die mir das Gegenüber, der Betroffene, setzt (siehe die Empfehlungen im Punkt „Vorgaben für die Energiearbeit“).
Der energetische Fünfklang sprengt alle Grenzen, die mir gelehrt wurden. Ich habe ihn inzwischen sowohl an mir selbst als auch an mehreren anderen geeigneten Personen vollzogen. Nicht jeder ist in der entsprechenden energetischen Konstitution. Meine Kriterien sind meine fürsprechende Intuition und die Bereitschaft des Betroffenen.

Der energetische Fünfklang sollte nur mit meiner heilerischen Begleitung und Unterstützung durchgeführt werden!

Der energetische Fünfklang setzt sich aus folgenden Punkten zusammen:

1. Alle Emotionen werden zugelassen und aufgelöst und alle energetischen Lasten angenommen bzw. abgegeben.
2. Alle Seelenanteile werden zurückgeholt und zurückgegeben.
3. Alle Ahnenlasten werden aufgelöst.
4. Alles Karma wird aufgelöst.
5. Der physische und energetische Körper wird energetisch vollständig geheilt und in die göttlich richtige Ordnung gebracht.

Aus eigener Erfahrung weiß ich, dass man sich im Anschluss an den Fünfklang viel mehr im Hier und Jetzt fühlt. Natürlich bleiben alle Themen dieses Lebens im Rahmen des Seelenplans erhalten und es wird sicher nicht langweilig.

Wir sind Menschen und bewusst in dieses Leben inkarniert. Wir wollen etwas lernen, uns entwickeln und reifen. Der Fünfklang sorgt lediglich dafür, dass wir dies ohne Altlasten erleben dürfen.

Niemand ist hier als Mensch, um keine Themen mehr zu haben. Jeder hat und hatte Themen. Bitte laufe keinem Ideal hinterher, das unerreichbar und nicht gewünscht ist.

Deine Seele ist hier, um als Mensch zu reifen und zu wachsen.

Bitte nimm Dein Leben an, mit Deinen Themen und Eigenheiten.

Du bist perfekt, genauso wie Du bist.

Praxisbeispiele

Um meine Heilarbeit greifbarer und nachvollziehbarer zu machen, erläutere ich nachfolgend anonymisiert und abstrahiert ein paar Fälle, die ich selbst erlebt habe oder die ich begleiten durfte. Bewusst schildere ich nicht nur Heilerfolge, sondern erläutere auch noch offene Fälle und Misserfolge. Zur nachhaltigen Heilung gehören immer mehrere Faktoren, der wichtigste ist das Loslassen des Betroffenen von alten Themen und Mustern. Als Geistheiler unterstütze ich den Heilungsprozess bestmöglich, aber das garantiert kein Gelingen.
Ein Erfolg muss aber nicht immer die Heilung sein, auch das Annehmen einer Krankheit oder des eigenen Schicksals und der dadurch einkehrende Frieden, ist ein Erfolg.
Die ersten Erfahrungen schildere ich, um Dich an meinen anfänglichen kleinen Aha-Erlebnissen teilhaben zu lassen.

Vor meiner Ausbildung lernte ich Methoden durch Anleitungen von Theresa, aus Büchern oder von meiner damaligen Heilpraktikerin. Letztere vermittelte mir die Grundform der Erschaffung einer Energiekugel. Ich besuchte das Rosenheimer Herbstfest, ein kleineres Oktoberfest für die Region Rosenheim, und wurde aufgrund meiner Fühligkeit von den Eindrücken ziemlich mitgenommen. Im Rausch kommen viele unschöne Emotionen wie Lust, Begierde, Neid, Eifersucht, Aggressivität oder Wut hoch, die ich alle mitfühlen konnte. Ich war übrigens, wie fast immer, nüchtern. Nach dem Besuch bei meiner Heilpraktikerin war ich eine Woche später nochmals auf dem Herbstfest, dieses Mal mit einer schützenden Energiekugel um mich herum. Dieses Mal belastete mich keine Emotion der anderen Herbstfestbesucher mehr, nun fühlte es sich an, als würde ich fernsehen und die vielen kleinen Dramen amüsierten mich jetzt sogar ein bisschen.

Monika vermittelte mir auch die Wuttherapie. Ich sollte mir zu Hause ein Handtuch nehmen und solange auf mein Bett schlagen, bis die

Wut hochkäme. Nachdem ich die Wut herausgearbeitet hätte, sollte ich das Fenster öffnen und die Wut beim Fenster hinausschieben. Diese Vorstellung fand ich ziemlich lustig und konnte sie damals nicht wirklich ernst nehmen.
Ich setzte die Wuttherapie bald in die Tat um und das Schlagen auf mein Gästebett funktionierte gut, die Wut kam hoch und ich wurde sie los. Ich verlies anschließend das Gästezimmer und legte mich entspannt auf meine Couch. Dann fiel mir plötzlich ein, dass ich ja die Wut beim Fenster hinausschieben sollte.
Ich ging zurück zum Gästezimmer und bereits beim Öffnen der Tür wurde mir unglaublich schlecht. Mit einem starken Würgereiz steuerte ich durch das Zimmer auf das Fenster zu und öffnete es so schnell ich konnte. Nachdem ich die Luft bzw. die Wut beim Fenster hinausgefächelt hatte, legte sich auch der Würgereiz und mir ging es wieder gut. Ich legte mich dann etwas verblüfft, aber sehr entspannt zurück auf meine Couch.

Jahrelang war mein Leben von einer tiefen Sehnsucht nach „der“ Frau geprägt. Erst mit 30 Jahren erkannte ich, dass diese Sehnsucht durch das Fortgehen meiner Mutter, als ich 8 Jahre alt war, entstanden war. Meinem Umfeld war dieser Zusammenhang natürlich nicht entgangen, mir selbst war aber bis zu diesem Zeitpunkt weder ein Muster noch das Thema an sich bewusst. Das Thema lag im Schatten, ich hatte meine Gefühle jahrzehntelang unterdrückt und die Handlung meiner Mutter kognitiv gerechtfertigt.
Im Nachhinein passen auch meine Schulterbeschwerden, ich habe mir die linke Schulter achtmal ausgekugelt und wurde zweimal operiert, perfekt in das Schema der „Somatik der Seele“. Die linke Seite steht unter anderem für das Weibliche und die Schulter für das Tragen von Lasten.
Meine Mutter wollte mich, als sie ging, mitnehmen und mein Vater wollte mich bei sich behalten. So wurde ich das Zünglein an der

Waage und entschied, daheim zu bleiben. Ab diesem Zeitpunkt übernahm ich unterbewusst die Verantwortung für das Wohlbefinden meiner Mutter, weil ich ja nicht mitgegangen war und es ihr - so war meine Empfindung - deshalb schlecht ging.
Lösen konnte ich dieses Thema durch das Heilen meiner Verletzungen, dem Ausleben meiner kindlichen Enttäuschung und Wut und dem Zurückgeben der Verantwortung für ihr Leben an meine Mutter.

Ein Freund klagte über starke Verspannungen, die seine gesamte rechte Körperseite betrafen. Jede Bewegung war schmerzhaft und er war dadurch sehr beeinträchtigt.
Die rechte Seite brachte uns zunächst auf Themen, die irgendetwas mit Männern oder Männlichkeit zu tun hätten, leider erfolglos. Die rechte Körperseite steht aber auch für die Vergangenheit, und als wir seine Intuition in diese Richtung befragten, kam er schnell auf den Kindergartenbesuch seiner Tochter. Sie hatte eine unschöne Erfahrung gemacht und über diese zu Hause gesprochen. Er selbst hatte eine schlimme Kindergartenzeit und die Traumata aus dieser Zeit wurden wohl durch die Erlebnisse seiner Tochter angetriggert und hatten zu der körperlichen Beeinträchtigung geführt. Als wir seine Traumata lösten, lösten sich auch die Verspannungen.

Eine Frau litt an Husten, Schnupfen und Energielosigkeit. Im Gespräch erzählte sie mir davon, was sie belastete. Mehrere nahestehende Personen hatten ihr per Telefon von ihren Leidensgeschichten erzählt. Die Geschichten reichten von privaten und beruflichen Problemen bis hin zu schwerwiegenden gesundheitlichen Beschwerden, unter anderem einer Krebsdiagnose. Die bei ihr abgeladenen energetischen Lasten, die auch als solche von ihr empfunden wurden, und das große Mitleiden mit der Freundin mit der Krebsdiagnose verursachten anscheinend die körperlichen Symptome. Nachdem wir die energetischen Lasten zurückgegeben hatten, ging es ihr schlagartig besser und die Symptome waren fast ganz verschwunden.

Ein Betroffener fühlte sich nicht genug in diesem Leben. Ständig hatte er das Gefühl mehr leisten, besondere Taten vollbringen und große Schlachten schlagen zu müssen. Er erzählte mir im Behandlungsgespräch davon, dass er immer wieder Visionen von großen Schlachten hätte und es ihn immer wieder zu diesen Themen hinziehe. Wir kamen im Anschluss darauf, dass er in seinem Vorleben wohl mehrmals ein hochrangiger Heerführer war. Durch das Annehmen seiner Seelengeschichte und dem Lösen seines Karmas konnten wir seinen Fokus auf dieses derzeitige Leben richten und darauf, es einfach zufrieden und glücklich zu führen.

Bei einer Betroffenen landeten wir während der Herzarbeit und dem Heilen der inneren Kinder bei einem inneren Kind, dem sie nicht verzeihen wollte. Sie wurde durch die Trennung der Eltern kurzzeitig zu einem bockigen und schwer zu ertragendem Zögling.
Energetisch hatte sie sich vermutlich eine gehörige Portion der Schuld für die Trennung der Eltern aufgeladen. Das kommt leider regelmäßig vor, Kinder tragen häufig, natürlich völlig schuldlos, die Verantwortung für die Trennung der Eltern oder deren Beziehungsprobleme.
Aus erwachsener Sicht ist das Verhalten des Kindes nur natürlich und eher reaktiver Natur, dennoch konnte sie diesem inneren Kind nicht verzeihen und verachtete es weiter. Ein nicht angenommenes inneres Kind steht aber für einen nicht angenommenen Teil des Ichs und hemmt deswegen so gut wie immer die Entfaltung der Selbstliebe und des Selbstwertes.

Eine Ehefrau und Mutter opferte sich lange und voller Überzeugung für die Familie auf. Sie pflegte und kümmerte sich um Mann und

Tochter, wann immer es nötig war, ohne ihre eigenen Bedürfnisse zu beachten.
Der Grund lag in ihrem mangelnden Selbstwertgefühl und ungünstigen Glaubenssätzen, wie sie gerne von der Gesellschaft weitergetragen werden. Eine Mutter müsse sich demnach für ihre Familie aufopfern, wenn sie sie wirklich liebe. Sie rechtfertigte dies auch oft durch eine gedachte Investition in die Zukunft, sodass sie sich dann Hilfe verdient hätte, wenn es ihr einmal schlecht ginge.
Diese Hoffnung wurde leider enttäuscht und brachte sie auf den Boden der Tatsachen und direkt zu ihren Themen. Mann und Tochter ließen sich bitten und sie betteln, als sie Hilfe benötigte und jammerten noch lautstark, wenn sie dann doch endlich etwas beitrugen.
Das Außen zeigt einem immer das Innen. Erst wenn man sich selbst wertvoll fühlt und sich den Anspruch auf bedingungslose Hilfe zugesteht, wird sich dies auch im Außen so erfüllen.
Die Arbeit am Selbstwertgefühl und an der Selbstliebe sowie das Überschreiben der destruktiven Glaubenssätze durch schöne, verändert gerade ihr familiäres Zusammenleben. Sie achtet nun auf sich und versucht sich für die eigenen Bedürfnisse starkzumachen. Der Prozess hat begonnen und die Wirkung ist bereits sichtbar.

Ein älterer Mann klagte über enorme Rückenschmerzen, er konnte nicht mehr aufrecht stehen und gehen. Der Arztbesuch konnte ihm auch nicht weiterhelfen. Meines Erachtens war dies das Ergebnis eines jahrzehntelangen Ignorierens der eigenen seelischen Themen und Emotionen. Männer neigen leider oft dazu, ihren emotionalen Themen weiträumig aus dem Weg zu gehen und sich lieber durch Arbeit, Alkohol oder Sport abzulenken.
Ihm ging es schlecht genug, um sich, trotz enormer Skepsis und Ungläubigkeit von mir behandeln zu lassen.
Nach der energetischen Aufarbeitung der emotionalen Lasten und Themen in einer Sitzung konnte er zwei Tage später wieder aufrecht

stehen und war fast schmerzfrei. Meine Behandlung war aber seiner Meinung nach natürlich nicht der Grund für die Besserung, sondern die einmalige Anwendung einer Wärmesalbe.

Eine übergewichtige Frau litt sehr unter ihrem Gewicht und suchte mit mir die emotionalen Themen, die dahinterstecken könnten. Feinfühlige und empfindsame Menschen essen sich oft einen Schutzwall an, um vermeintlich besser mit der Umwelt umgehen zu können. Bei ihr war das, kombiniert mit einer elterlichen Vernachlässigung und einem wenig ausgeprägten Selbstwert, ebenfalls der Fall. Die Loslösung von den Bewertungen der Eltern und des Umfelds und die Stärkung des Selbstwertes wurden initiiert und führten zu einer Gewichtsabnahme.

Ich lernte eine Frau über Instagram kennen. Irgendetwas hatte uns veranlasst, Kontakt aufzunehmen. Eine Anziehung war für beide spürbar und wir wollten herausfinden, was genau dahintersteckte. Sie wohnte mehrere Hundert Kilometer entfernt, nahm die Reise aber dennoch auf sich, um Klarheit zu bekommen.
Sie war ihr ganzes bisheriges Leben auf der Suche nach der richtigen Beziehung. Sie versuchte sich an vielen Männern ohne wirklich das zu finden, was sie sich erhoffte, immer fehlte etwas.
Gemeinsam kamen wir darauf, dass sie auf der Suche nach dem Gefühl war, dass sie aus ihrem letzten Leben kannte. In dieser vorangegangenen Inkarnation war sie sehr glücklich liiert gewesen.
Das Besondere an unserer Konstellation war, dass ich selbst dieser Partner aus ihrem Vorleben gewesen bin. Sie hatte mich nun also gefunden, leider ohne den gewünschten Erfolg. In diesem Leben sind wir wohl nicht als Paar vorgesehen.
Dennoch konnten wir jetzt diese Sehnsucht bei ihr lösen und sie kann sich nun offen von einem passenden Mann finden lassen.

Eine Frau litt daran, dass sie nichts mehr spürte. Wir kamen schnell darauf, dass sie aus ihrem Körper ausgestiegen war, weil sie die Schmerzen, die sie im Körper erlitt, nicht mehr aushielt. Ihr Mann war ein depressiver Alkoholiker und das machte ihr Leben zur Hölle. Nachdem wir die Emotionen, vor allem ihre Ängste, aufgearbeitet und energetisch aufgeräumt hatten, konnte sie wieder zurück in ihren Körper kehren und dadurch kam auch ihr Gefühl zurück.

Ein junger Mann hatte sich mit den falschen Leuten eingelassen und schwarzmagisch einen Anker gesetzt bekommen. Dieser sollte ihn an die Gruppe binden. Zunächst fühlte er sich dadurch zur Gruppe hingezogen und empfand eine Verpflichtung. Beim Heimatbesuch lief er mir über den Weg und wir unterhielten uns über sein Gefühl der Verpflichtung. Ihm war selbst aufgefallen, dass da etwas nicht stimmig war und er hatte auch schon etwas gelöst. Dennoch war er aber überzeugt, er müsse zurückkehren, um das mit der Gruppe vor Ort zu klären und er wollte sich wenigstens persönlich verabschieden. Ich riet ihm davon ab und bot ihm an, mit mir etwas genauer hinzuschauen. Einen Tag später besuchte er mich deswegen.
Wir fanden einen Anker in Form eines dunklen Steins, der in sein Herz-Chakra gesetzt worden war. Der Stein war mit einer Schnur verbunden und diese Schnur hielt und zog an ihm. Ein Gegenziehen brachte keinen Fortschritt, erst als ich ihn besonnen und friedlich auf das Gegenüber, den Leiter der Gruppe, zugehen ließ, merkte der junge Mann, dass er immer größer wurde, während sein Gegenüber immer kleiner wirkte. Letztlich konnte der junge Mann dann die Verbindung lösen. Er hatte danach kein Bedürfnis mehr, die Gruppe erneut aufzusuchen.
Ich versuche immer, auch schwarzmagische Übergriffe mit Liebe zu beantworten. Ein Gegendruck führt sehr oft zu einem Gerangel und selten zu einer Lösung. Einen Krieg kann man nicht durch einen

Krieg beenden, es gibt zahlreiche historische Belege dafür. Nur Liebe vermag es, tatsächlichen nachhaltigen Frieden zu schaffen.

Eine junge Mutter, die zu mir gefunden hatte, wurde von einer entfernten Bekannten zum Räuchern gebeten. Die Bekannte hatte einfach vermutet, dass sie so etwas macht und tatsächlich räuchert die Mutter regelmäßig für sich ihre eigene Wohnung aus. Die junge Mutter fühlte sich geehrt und erfüllte die Bitte. Sie räucherte die Räumlichkeiten und in einem Raum fiel ihr eine schwere Energie auf, weswegen sie dort etwas länger verweilte.
Nach dem Räuchern teilte ihr die Bekannte mit, dass sie das großartig gemacht habe, die Energie sei jetzt so schön! Schon mehrere Personen vor ihr hätten vergeblich versucht, den Raum zu reinigen. Aus den verschiedensten Gründen, z.B. dem Zersplittern der Räucherschale, sei das bisher keinem gelungen, weil sich da eben irgendetwas befand. In der Folge sind der jungen Mutter dann seltsame Dinge widerfahren. Das entscheidende Erlebnis war folgendes: Auf der abendlichen Suche nach Zigaretten waren plötzlich alle Zigarettenautomaten verschwunden, was zu einer nächtlichen Odyssee durch den gesamten Ort führte. Letztlich fand sie einen Automaten, der verschluckte dann aber ihre Münzen. Das gleiche passierte auch beim nächsten Automaten. Der dritte gefundene Automat funktionierte schließlich.
Beim Weitergehen folgten ihr nacheinander letztlich vier Katzen. Der Heimweg führte sie durch ein Waldstück. Die Katzen blieben am Rand des Waldstückes stehen und verfolgten sie nicht weiter. Plötzlich stand da im Dunklen ein Mann vor ihr, sie erschrak und brachte das verbal zum Ausdruck. Er erschrak ebenfalls etwas, wohl durch ihre Reaktion auf sein Erscheinen, und schaute sich auch nach hinten um. Auch die Katzen reagierten auf den Mann und fingen heftig das Fauchen an. Die Mutter drehte sich aufgrund des Fauchens kurz zu den Katzen um, als sie wieder nach vorne schaute, war der Mann weg. Die Katzen kamen zu ihr und umkreisten ihre Beine und sie setzte

ihren Heimweg verunsichert und vorsichtig fort. Auf dem folgenden Weg kam dann noch eine Katze dazu. Die fünf Katzen begleiteten sie bis nach Hause und warteten vor der Tür. Am nächsten Tag waren sie dann aber weg.
Es widerfuhren ihr noch weitere Absonderlichkeiten, das Bild dürfte jedoch bereits deutlich sein.
Der jungen Mutter und mir wurde ziemlich schnell klar, dass sie seit dem Räuchern eine Seele im Schlepptau hatte. Der Mann war wohl eine noch nicht ins Licht gegangene Seele, die sich in dieser irdischen, nicht körperlichen Zwischenwelt nicht so zurechtfand.
Ich empfahl der jungen Mutter eine Lichtsäule zu erschaffen und die Seele ins Licht zu schicken, die Seele würde dankbar dafür sein und der Spuk fände dadurch ein Ende. So geschah es dann auch.

Ein Freund von mir litt stark unter Liebeskummer. Er wurde von seiner Freundin verlassen und war deswegen sehr niedergeschlagen. Er war der festen Überzeugung, dass er nie wieder eine andere Frau in sein Herz lassen könnte. Er schob eine Behandlung die ganze Zeit vor sich her. Am letzten Tag kurz vor seiner Heimreise konnte er sich dann überwinden und wir arbeiteten daran.
Wir führten das Trennungsritual durch, tauschten also die Seelenanteile zurück und lösten alle energetischen Verstrickungen. Danach machte er sich auf die Heimreise.
Eine Woche später erkundigte ich mich nach seinem Befinden, um erfreut von ihm zu hören, dass er eine Frau kennengelernt hatte und sich bereits eine Beziehung anbahnte.

Eine Freundin klagte per Chat über linksseitige Nackenbeschwerden, etwas sei eingeklemmt und verspannt und würde einfach nicht besser. Der Nacken weist oft auf Sturheit hin und die linke Seite steht für Themen der Weiblichkeit und/oder der Zukunft.

Nach diesem Hinweis kam ihr, dass sie ihren Körper und sich selbst annehmen sollte und sie bejahte eine Angst vor der Zukunft und ihre Sturheit.
Ich ließ sie sich vor einen großen Spiegel stellen, die göttliche Heilenergie dazu holen und Glaubenssätze sagen wie: „Ich bin perfekt, wie ich bin. Ich liebe meinen Körper. Ich vertraue meiner Seele und meinem Schicksal. Alles wird gut. Ich bin flexibel. Alles was passiert, ist richtig und gut. Ich darf mein Leben so leben, wie es gut und richtig für mich ist."
Sie sollte diese Sätze solange sagen, bis sie sich stimmig anfühlten.
Eine Stunde später ging es ihr deutlich besser und sie konnte es nicht fassen.

Einen Tag später hatte sie ähnliche Beschwerden und versuchte die Sätze erneut, da das Thema aber ein neues war, halfen diese Sätze nicht. Auch wenn es sich physisch immer noch um die Nackenschmerzen handelte. Es steckten jetzt andere Themen darin, die durch eine andere energetische Haltung zu lösen waren.
Die Lösung liegt immer in einem selbst, in unserem Körper, unserer Intuition und jeder kann lernen, sie zu lesen und zu erkennen.

Eine Frau und Mutter von vier Kindern im mittleren Alter klagte darüber, sich im falschen Leben zu fühlen. Sie empfand sich und ihr Leben als minderwertig und ordnete ihre Wünsche und ihre Bedürfnisse stets denen der anderen unter.
Bei unserer ersten Sitzung hatte ich den Impuls, dass ihre Seele wohl ursprünglich in Indien landen sollte und aus unerfindlichen Gründen dann hier in Deutschland gelandet war. Sie stimmte mir sofort zu und bekräftigte, dass sie schon immer einen Hang zu Indien verspürt habe und auch ihre Lebensführung dem entspräche, mit der sie bei vielen Menschen ihres Umfeldes auf Unverständnis gestoßen sei. Wir versuchten, sie in ihrer bayerischen Heimat zu verwurzeln und auch alle

ihre Energien dort zu bündeln. Eine Besserung fand statt, aber das Grundproblem blieb.
Die familiäre Situation spitzte sich immer weiter zu und deshalb kam sie erneut zu mir, um sich endlich handlungsfähig zu machen. Wir kamen auf einige Themen, die dem Selbstwert im Weg lagen und behandelten sie. Ein Thema war wieder ihre Geburt, sie fühlte sich immer noch falsch für sie an. Wir sprangen dann zum Zeitpunkt ihrer Inkarnation und schauten uns die Umstände an, unter denen die Seele in den Körper kam.
Wir tasteten uns in der Zeit rückwärts und kamen auf eine erstaunliche und nicht vorhersehbare Sache: Die Seele hatte sich vor der Inkarnation geteilt und auf zwei Menschen verteilt. Die eine Hälfte landete bei meiner Klientin, die andere bei einem Mann aus Indien. Die Intuition war sofort bei ihr da und die Verbindung spürbar. Ich leitete jetzt ein paar Schritte an, um dem zweiten Teil der Seele näher zu kommen und meiner Klientin zu zeigen, wie es sich anfühlt, ganz zu sein.
Wir ließen nur die Herzverbindung bestehen und trennten alle anderen Verstrickungen, durch die meine Klientin jahrelang das Leben des Inders gefühlsmäßig miterlebte. Unsere Seele hat unglaubliche energetische Ressourcen, sodass ohnehin nur ein kleiner Teil hier auf der Erde in unserem Körper landet. Daher war es kein Problem, die halbe Seele mit Seelenenergie aufzufüllen, um sie wieder ganz zu machen.
Hatte sich meine Klientin vorher gegenüber allen anderen ihr wichtigen Personen minderwertig gefühlt, so lag sie jetzt gleich auf mit ihren Kindern, die immer schon an der Spitze ihrer Wertschätzung lagen. Ich ermutigte sie dazu, sich noch ein bisschen mehr Wertschätzung zuzugestehen als ihren Kindern.

Es ist für uns und unsere Mitmenschen wichtig, dass wir selbst der wertvollste Mensch in unserem Leben sind!

Ausklang

Am Ende jedes Termins frage ich, wie es dem Betroffenen geht, wie er sich fühlt. So möchte ich auch Dir diese Frage stellen:
„Wie geht es Dir nun?“
Ich habe dieses Buch geschrieben, um Dir meine energetische Heilarbeit näher zu bringen. Dieses Buch soll dazu beitragen, die energetische Dimension wahrzunehmen und nutzbar zu machen. Das entscheidende Kriterium für den Erfolg und die Nützlichkeit dieses Buches ist daher die Steigerung des Wohlbefindens von Dir, dem Leser, und Deinen Mitmenschen.

Für Anregungen, Kommentare und für konstruktive Kritik bin ich sehr dankbar.
Auch für Nachfragen oder Hilfestellungen sowie für heilerische Unterstützungen stehe ich gerne persönlich oder telefonisch zur Verfügung.

Weitere Informationen findest Du auf meiner Webseite:
www.energiearbeit.bayern

Meine E-Mail-Adresse lautet: info@energiearbeit.bayern

Ich wünsche Dir ein schönes Leben mit viel Zu-frieden-heit und Liebe!

Dein Andreas Pfingstl

Andreas Pfingstl, geboren 1977 in Rosenheim, kam in seiner Zeit als Zivildienstleistender in der Roseneckklinik Prien für Psychosomatik in Berührung mit der Psychologie und der Spiritualität. Seitdem ließen ihn diese Themen nicht mehr los und so suchte er auch in seinem Studium zum Diplom-Handelslehrer an der LMU München immer wieder die Nähe zu diesen Themen, zum Beispiel mit der Pädagogik des Konstruktivismus oder den Veranstaltungen der Wirtschaftspsychologie.

Auch privat halfen ihm Bücher und persönliche Kontakte tiefer in die energetische Welt einzutauchen und Hilfestellungen in herausfordernden Zeiten zu bekommen. Nach der Arbeit an den eigenen Themen mit einer Heilpraktikerin wurde der Wunsch deutlich, selbst die Energiearbeit zu erlernen. Durch die Ausbildung bei einer Heilerin wurde nicht nur der eigene Weg als Heiler sichtbar, sondern es kristallisierte sich auch schnell ein ganz persönliches Heilerverständnis heraus. Diesen sehr einfachen und praktischen Weg der Energiearbeit vermittelt der Autor in seinen Ausbildungen und Seminaren und nun auch in diesem Buch.

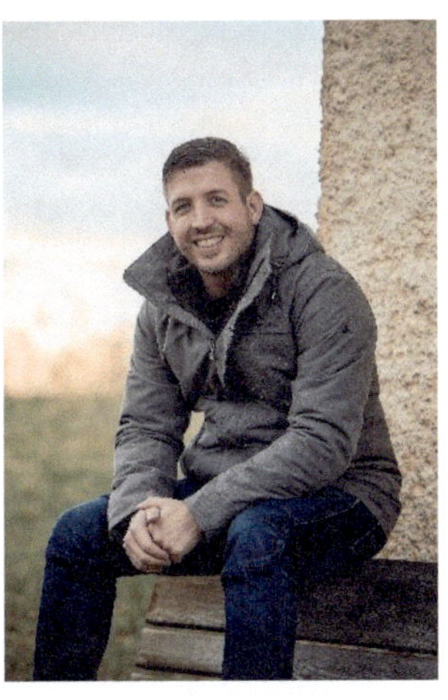